Krag

Das Alzheimer-Stopp-Programm

Das Alzheimer-Stopp-Programm

Es ist nie zu spät: Die besten Strategien gegen das Vergessen

Dr. Werner Krag

TRIAS

Bibliografische Information der Deutschen Nationalbibliothek

Die Deutsche Nationalbibliothek verzeichnet diese Publikation in der Deutschen Nationalbibliografie; detaillierte bibliografische Daten sind im Internet über http://dnb.d-nb.de abrufbar.

1. Auflage 2020

Rüdigerstr. 14
70469 Stuttgart
Deutschland

www.trias-verlag.de

Printed in Germany

Programmplanung: Katja Liese
Projektmanagement: Anja Bippus
Redaktion: Gabriele Gaßmann
Umschlaggestaltung:
CYCLUS Visuelle Kommunikation, Stuttgart
Umschlagmotiv: istock.com/Irfan Khan Alvi
Autorenfoto S. 5: Silv Malkmus
Zeichnungen: Daniela Sonntag, Stuttgart
Satz: Ziegler und Müller, text form files, Kirchentellinsfurt; gesetzt in APP/3B2, V.9
Druck: Westermann Druck Zwickau GmbH, Zwickau

ISBN 978-3-432-11068-4 1 2 3 4 5 6

Auch erhältlich als E-Book:
eISBN (epub) 978-3-432-11069-1

Wichtiger Hinweis: Wie jede Wissenschaft ist die Medizin ständigen Entwicklungen unterworfen. Forschung und klinische Erfahrung erweitern unsere Erkenntnisse. Ganz besonders gilt das für die Behandlung und die medikamentöse Therapie. Bei allen in diesem Werk erwähnten Dosierungen oder Applikationen, bei Rezepten und Übungsanleitungen, bei Empfehlungen und Tipps dürfen Sie darauf vertrauen: Autoren, Herausgeber und Verlag haben große Sorgfalt darauf verwandt, dass diese Angaben dem Wissensstand bei Fertigstellung des Werkes entsprechen. Rezepte werden gekocht und ausprobiert. Übungen und Übungsreihen haben sich in der Praxis erfolgreich bewährt.

Eine Garantie kann jedoch nicht übernommen werden. Eine Haftung des Autors, des Verlags oder seiner Beauftragten für Personen-, Sach- oder Vermögensschäden ist ausgeschlossen.

Datenschutz: Wo datenschutzrechtlich erforderlich, wurden die Namen und weitere Daten von Personen redaktionell verändert (Tarnnamen). Dies ist grundsätzlich der Fall bei Patienten, ihren Angehörigen und Freunden, z. T. auch bei weiteren Personen, die z. B. in die Behandlung von Patienten eingebunden sind.

Liebe Leserin, lieber Leser,

hat Ihnen dieses Buch weitergeholfen? Für Anregungen, Kritik, aber auch für Lob sind wir offen. So können wir in Zukunft noch besser auf Ihre Wünsche eingehen. Schreiben Sie uns, denn Ihre Meinung zählt!

Ihr TRIAS Verlag

Kontakt:
kundenservice.thieme.de

Lektorat TRIAS Verlag
Postfach 30 05 04, 70445 Stuttgart

Abonnieren Sie unsere Newsletter:
www.trias-verlag.de/newsletter

Besuchen Sie uns auf facebook
www.facebook.com/trias.tut.mir.gut

Besuchen Sie uns auf facebook
www.facebook.com/mama.mag.trias

Folgen Sie uns auf Instagram
www.instagram.com/trias_verlag

Lassen Sie sich inspirieren
www.pinterest.com/triasverlag

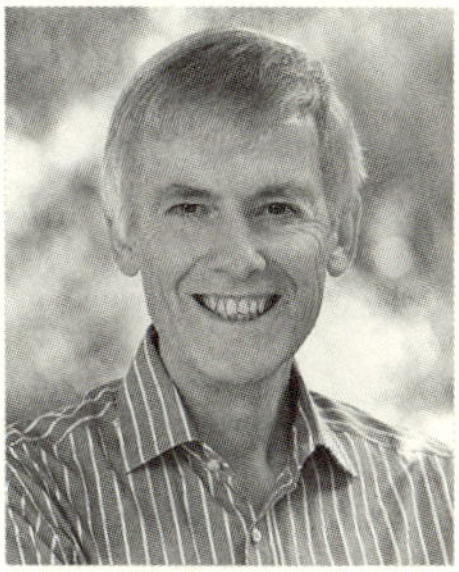

Dr. Werner Krag studierte klinische Psychologie in Mainz, Fort Worth und Münster und wurde an der Universität Osnabrück promoviert. Es folgten mehrjährige Studienaufenthalte in Tokio und in Vancouver.

Die Alzheimer-Erkrankung seines Vaters war der Auslöser für Dr. Werner Krag, sich intensiv mit dem Thema Demenz auseinanderzusetzen. Er stellte umfassende Recherchen an, sprach mit zahlreichen Experten und suchte nach neuen Lösungen und Behandlungswegen.

Dr. Krag führt eine Naturheilpraxis in Wiesbaden, hält Vorträge und schreibt Sachbücher über medizinische und psychologische Themen.

Inhalt

Eines Tages war es so weit: Die Symptome kamen schleichend, aber sie kamen. Mein Vater, der bis dahin mit seinen 80 Jahren noch körperlich fit war, täglich spazieren ging und Monate davor noch regelmäßig gejoggt hatte, zeigte unübersehbare geistige Defizite: Er verhielt sich zunehmend desorientiert, konnte sich nicht mehr erinnern, was er am selben Tag zum Frühstück gegessen hatte, und wiederholte endlos bestimmte Fragen, z. B.: »Wann kommt denn der Briefträger?«, auch wenn ihm die Antwort schon zehn Mal gegeben worden war.

Obwohl ich es nicht wahrhaben wollte: Mein Vater litt an Demenz, und zwar der häufigsten Form: Alzheimer. Der Schock saß tief bei mir, denn diese Krankheit ist anders als alle anderen Krankheiten: anders als ein Knochenbruch oder Knieschmerzen. Sie geht an die Essenz der Persönlichkeit, die sich im Laufe der Zeit in zerstörerischer Weise aufzulösen scheint. Für Angehörige gleicht die Krankheit einem Höllenschlund, der alles in die Tiefe reißt und Körper und Seele vernichtet. Doch ich war zuversichtlich, dass die moderne Medizin etwas auf Lager hat, was diesen Zustand zumindest verbessern oder lindern kann. Es folgten Besuche bei Ärzten, darunter Neurologen, alle mit dem gleichen niederschmetternden Ergebnis: »Tut mir leid, Ihr Vater hat Alzheimer, da kann man nichts machen.« Frustriert dachte ich: »Das kann doch nicht wahr sein: Wir leben im 21. Jahrhundert, können Menschen zu einer Raumstation im All hin- und zurückfliegen und Supercomputer bauen, aber wir können nichts gegen Demenz tun?«

Mein Vater siechte dahin. Das konnte und wollte ich nicht akzeptieren. In mir braute sich eine gefühlsmäßige Mischung aus Wut und Hilflosigkeit zusammen. Es musste doch etwas geben, das besser war als der lähmende Fatalismus der Ärzte, der im Ergebnis nur aus schwer erträglichem Nichtstun bestand. Die Ärzte empfahlen Medikamente, die nicht halfen, ohne weitere Behandlungsmöglichkeiten und strahlten zudem selbst nur schulterzuckende Hilflosigkeit und Pessimismus aus. Dies soll kein Ärzte-Bashing sein, ganz im Gegenteil: Natürlich gibt es engagierte und wunderbare Ärzte. Helfen konnten sie meinem Vater allerdings nicht.

Ich musste akzeptieren, dass wir wohl auf uns allein gestellt waren. Ich wollte versuchen, das Problem selbst anzugehen oder etwas finden, das zumindest Linderung versprach oder wenigstens Grund zu etwas Optimismus verhieß. Damit begann eine intensive Suche nach Informationsquellen im Internet, in medizinischen Datenbanken und Archiven, nach Behandlern und Forschern und nach Ärzten, die eine wirksame Behandlung zumindest versuchten. Und nach und nach wurde ich fündig. In den folgenden zwei Jahren habe ich Hunderte Studien zu diesem Thema gelesen, mit Forschern gesprochen, Institute und Kongresse besucht und mit Ärzten diskutiert. Zudem hatte ich das Glück, Ärzte zu treffen, die meinen Optimismus und meine Überzeugung teilten, dass es nämlich sehr wohl bessere Behandlungsmöglichkeiten gibt. Einzelne Maßnahmen sind durchaus bekannt, werden aber in der Praxis als Gesamtsystem nicht angewandt. Sie bleiben daher Flickwerk, das in therapeutischen Misserfolgen endet. Dieses Buch soll zwei einfache Fragen beantworten:

1. Was kann ich selbst konkret tun, damit ich nicht dement werde?
2. Wie kann ich einem geliebten Menschen, sei es Vater oder Mutter, Bruder oder Schwester oder einem lieben Freund, helfen, diesem Schicksal zu entgehen oder zumindest einer Behandlung zuführen, die diesen Namen verdient?

Ein entscheidender Perspektivwechsel besteht darin, dass man nicht nur auf das Gehirn schaut. Demenz ist nicht in erster Linie eine Erkrankung des Gehirns, sondern eine Erkrankung des gesamten Körpers und seines Stoffwechsels. In mir reifte immer mehr die Überzeugung, dass es drei generelle und fundamentale Erkenntnisse gibt, die die große Mehrheit der behandelnden Ärzte bis heute leider nicht anerkennen will:

1. Wenn man ganzheitlich vorgeht, ist Demenz oft erfolgreich behandelbar.
2. Alzheimer oder Demenz können sich im günstigen Fall wieder verbessern!
3. Vermutlich kann Demenz sogar weitgehend durch Prävention verhindert werden.

Ich sage das nicht leichtfertig. Der in diesem Buch vorgestellte Systemansatz wurde inzwischen in der Praxis erfolgreich erprobt. Es gibt dazu eine gute Datenlage. Er kann auf die verschiedenen Demenzformen (Alzheimer, vaskuläre Demenz etc.) und sogar auf andere neurodegenerative Krankheiten wie Parkinson und Multiple Sklerose angewendet werden. Die Krankheit ist daher in vielen Fällen weder schicksalhaft noch unabwendbar. Diese Erkenntnisse können bei Patienten und ihren Angehörigen einen starken Motivationsschub auslösen. Sie sehen Licht am Ende des Tunnels. Ein Gefühl wie eine Befreiung von einer großen Last: Man kann bei diesem Krankheitsbild mit guten Gründen Hoffnung verbreiten.

Man kann handeln und behandeln und man kann vorbeugen. Man ist nicht dazu verdammt, einem fortschreitenden Siechtum passiv zuzusehen.

Schnell wurde mir klar, dass ich mein Wissen nicht für mich allein behalten wollte. Ich wollte all die Informationen, die ich über Jahre gesammelt hatte, und die Erfahrungen, die ich in meiner eigenen Praxis mit Patienten machen durfte, weitergeben. Ich wollte ein Buch schreiben, das ich selbst gern gehabt hätte, als ich in großer Not Unterstützung suchte, aber nicht fand. Mein Anliegen ist es, anderen Betroffenen ganz konkrete Hilfe anzubieten. Ein Buch für die Praxis, das zwar wissenschaftlich fundiert ist, aber vor allem praktikable Handlungsmöglichkeiten aufzeigt und damit begründeten Optimismus verbreitet. Das Ergebnis dieser Bemühungen halten Sie jetzt in Ihren Händen. Für Gesunde ist es eine Möglichkeit, sogar mit recht einfachen Mitteln den Königsweg zu beschreiten: Prävention. Die beste Möglichkeit, Krankheiten zu verhindern, ist immer der Versuch, die Krankheit erst gar nicht ausbrechen zu lassen. Erkrankte und ihre Angehörigen lernen Möglichkeiten kennen, zu handeln und die Initiative zu ergreifen, um wieder Kraft und Zuversicht zu gewinnen.

Das Buch wird Sie Schritt für Schritt auf einen ganz praktischen Weg führen, Hirngesundheit und geistige Leistungsfähigkeit zu erlangen oder wiederherzustellen. Ein gesundes Gehirn ist nicht alles, aber ohne ein gesundes Gehirn ist alles nichts.

1. Das Gehirn verstehen

Wer sich für medizinische Neuigkeiten interessiert, kann es seit Jahrzehnten lesen: »Alzheimer: Durchbruch erzielt«, »Neues Alzheimer-Medikament erfolgreich getestet«, »Maus-Modell zeigt: Demenz ist heilbar« usw. Diese mit lauten Fanfarentönen und großer Verheißung angekündigten Medikamente lassen dann leider aus unerfindlichen Gründen bis zum heutigen Tag auf sich warten. Jahre und Jahrzehnte gehen ins Land und ein wirksames Medikament will einfach nicht auftauchen. Warum ist das so?

Warum man die Nadel im Heuhaufen nicht findet

Werfen wir zunächst einen Blick auf die Funktionsweise unseres Gehirns: Unser Gehirn ist ein fantastisches Organ, das nicht nur ungefähr 100 Milliarden Nervenzellen hat, sondern auch bis zu 10000 Synapsen (Kontaktstellen zwischen den Nervenzellen) für jede einzelne dieser Nervenzellen. Ich versuche erst gar nicht, die vielen Nullen hier aufs Papier zu bringen, um die sich daraus ergebende Zahl auszudrücken. Es sind schwindelerregend viele Verbindungen. Diese ungeheuer kompakte und dichte Vernetzung ist einer der Gründe, aus denen unser Gehirn grandiose Leistungen vollbringen kann: Wir können aus Tausenden von ähnlichen Gesichtern unsere Liebsten erkennen und wissen sofort, ob sie traurig, gut gelaunt oder ärgerlich sind. Wir können komplizierte wissenschaftliche Theoriegebäude entwerfen und große Erfindungen machen, auch schwierige fremde Sprachen – z. B. Japanisch oder Chinesisch – lernen, ergreifende Musik komponieren, große Literatur und Kunstwerke von überwältigender Schönheit schaffen. Alles Dinge, an denen der größte Supercomputer bis heute kläglich scheitert. Und vor allem: Unser Gedächtnis ist auch bei all diesen Fähigkeiten praktisch unbegrenzt: Je mehr Sie wissen, desto schneller eignen Sie sich sogar neues Wissen an. Ein funktionierendes Gehirn ist daher ein wahres Wunderwerk.

Doch manchmal geht etwas schief: »Wo ist nur dieser verdammte Autoschlüssel?«, ruft da jemand. Oder »Wie war doch gleich der Name des Restaurants für heute Abend?« Das ist noch harmlos, völlig normal und das Gehirn vermutlich noch gesund. Ernster wird es, wenn ein guter Freund oder gar Vater oder Mutter sich desorientiert zeigen, gewohnte Wege oder Orte nicht mehr alleine finden, gar nachts aufstehen und umherirren etc. Das Gedächtnis lässt dramatisch nach und es gibt unerklärliche Wortfindungsstörungen, auch für einfache Dinge des Alltags. Gleichzeitig werden Betroffene etwas »wunderlich« und seltsam lethargisch, ihr Blick wird oft starr. Was ist passiert?

Zunächst gehen bei nachlassender Gehirnfunktion die erwähnten Synapsen im Gehirn unter. Damit verschlechtert sich die Übertragung und Weiterleitung von Informationen zwischen den Nervenzellen. Spezielle Hirnstrukturen sind besonders betroffen, z. B. der Hippocampus, eine Struktur im Gehirn, die besonders mit dem Kurzzeitgedächtnis in Zusammenhang steht. Bei Demenzpatienten bilden sich im Laufe der Zeit außerdem Ablagerungen, die man »Plaques« nennt. Diese Ablagerungen heißen in der Medizinersprache »Beta-Amyloid« und »Tau-Fibrillen«. Das Amyloid kann man sich wie eine klebrige, zähe Masse, die Tau-Fibrillen wie ungeordnete Wollknäuel vorstellen, die nach und nach die wechselseitige Kommunikation der Hirnzellen stören, schließlich Zerfallsprozesse im Gehirn anstoßen und so im Laufe der Zeit die Gehirnzellen zerstören und dann alle Gehirnfunktionen immer stärker einschränken.

Nun könnte man meinen, dass findige Wissenschaftler das Problem lösen oder es zumindest deutlich verbessern: Ärzte, Neurologen, Genetiker, Biologen, Hirnforscher, darunter auch Nobelpreisträger. Alle arbeiten seit Jahrzehnten daran. Der praktische Erfolg ist allerdings mickrig bis kläglich. Es gibt bis zum heutigen Tag kein wirksames Medikament, das Demenz zumindest aufhalten und erst recht nicht umkehren und damit heilen könnte. Viel zu viele Menschen (in Deutschland ca. 300.000 pro Jahr) erkranken jedoch an Demenz, mit all den zum Teil tragischen Konsequenzen, die wir fast alle schon bei Verwandten oder im Freundes- und Bekanntenkreis gesehen haben. Warum kann man diese Erkrankung nicht heilen oder zumindest deutlich lindern, so wie z. B. Diabetes oder eine Herzerkrankung?

Es gibt einen grundsätzlichen Denkfehler in all diesen Bemühungen. Man versucht, ein einziges »Wundermittel« zu entdecken, das dieses

Problem in Form einer Pille oder einer Impfung löst. Man schaut nur auf das Gehirn und versucht, mit vielen Forschungsmilliarden die berühmte Nadel im Heuhaufen zu finden, in der Hoffnung, dass sich damit alle Probleme lösen lassen. Man hat z. B. Substanzen getestet, die die Ablagerungen im Gehirn erfolgreich entfernen. Davon hat man sogar über 200 gefunden. Damit können die Ablagerungen tatsächlich entfernt oder zumindest vermindert werden. Allerdings hat das leider nichts an den Demenzsymptomen geändert. Das ist enttäuschend und war ein schwerer Rückschlag in der Alzheimerforschung. Letztlich stellte sich heraus, dass die Amyloid-Bildung ein völlig normaler physiologischer Prozess ist, der auch bei Gesunden und damit bei uns allen stattfindet. In kleinen Mengen ist Amyloid unschädlich, es hat sogar eine gewisse Schutzfunktion. Schädlich ist aber eine pathologische Stoffwechselentgleisung, die das Amyloid in zu großen Mengen produziert, umbaut und giftig und zerstörerisch macht. Entfernt man es medikamentös, wird die normale, physiologische Funktion mit entfernt. Von dieser weiß man, dass sie gegen Schadstoffe, Gifte und Viren (z. B. Herpesviren) gebraucht wird, die sich im Hirn einnisten. Außerdem schützt das Amyloid bis zu einem gewissen Grad gegen einen Mangel an Nähr- und Vitalstoffen im Gehirn.

Alle Bemühungen um eine »Alzheimer-Pille« sind daher bis heute fehlgeschlagen. Vermutlich gibt es die berühmte Nadel im Heuhaufen, die »Wunderpille«, die alle Probleme lösen soll, gar nicht.

Dort wo man sucht, gibt es nichts zu finden. Man mag sich an den treffenden Spruch von Mark Twain erinnern: »Als sie das Ziel aus den Augen verloren hatten, verdoppelten sie ihre Anstrengungen.«

Das Ganze ist ein fehlgeleitetes Denken, das sehnsuchtsvoll auf nur eine oder höchstens zwei Ursachen hofft, obwohl es in Wirklichkeit ein komplexes Bündel von Ursachen gibt. Es braucht daher einen ganz anderen Ansatz. Die Grundüberlegung lautet:

Demenz ist eine Systemerkrankung, mit vielen krankheitsauslösenden Faktoren.

Das ist die schlechte Nachricht. Die gute kommt aber gleich hinterher: Die wichtigsten dieser Einflussfaktoren sind beeinflussbar! Nur nicht so, wie sich das die Pharmaindustrie wünscht. Ihr Blick ist zu eng, nur auf das Gehirn fixiert. Wir müssen unseren Blick vielmehr erweitern, auf viele Einflussfaktoren und Facetten schauen und diese Krankheit dann von verschiedenen Seiten behandeln. Der eingeschränkte Blick – nur auf das Gehirn – führt uns in die Irre. Ziel ist es, wieder ein physiologisches Gleichgewicht im Körper und damit auch im Gehirn herzustellen.

Die Behandlung einer einzigen Ursache – so schön einfach und verführerisch das wäre – wird niemals zum Erfolg führen.

Diese Ideen gefallen der Pharmaindustrie nicht. Sie ist darauf eingestellt, ganz wenige, gut beschreibbare Ursachen für eine Krankheit zu finden und diese gezielt durch Medikamente zu beeinflussen. Diese Medikamente müssen außerdem patentierbar sein, damit sich ordentlich Geld verdienen lässt. Wirksame natürliche Substanzen – zum Teil seit Jahrhunderten bekannt – werden nicht untersucht, da sie eben nicht patentierbar sind. Das ist nicht der Fehler einzelner Forscher, die zum Teil großartige Arbeit leisten, sondern liegt am System der Arzneimittelindustrie, die ihre Forschungsgelder schnell wieder hereinbringen will. Wie also geht es besser? Wohin muss die Reise gehen?

Da dieser neue Ansatz von einem komplexen Ursachenbündel ausgeht, muss auch die Behandlung anders sein. Die meisten Ideen und Vorschläge in diesem Buch stammen nicht von mir, sondern sind schon von Anderen entdeckt und ausprobiert worden. Ich habe sie nur anders aufbereitet und zusammengestellt, nach empirischen Beweisen für ihre Wirksamkeit gesucht, um sie vor allem für die Praxis nutzbar zu machen. Mein Mentor, Dale Bredesen, Professor der Neurologie und führender Alzheimerforscher aus den USA, hat in eindrucksvollen Studien mit inzwischen mehr als 3000 behandelten Demenz-Patienten gezeigt, dass ein solcher Ansatz funktioniert und erstaunliche Erfolge zeigen kann. Und das überwiegend mit gezielt eingesetzten Substanzen der Natur, mit Änderungen des Lebensstils, mit Stressverminderung und Entgiftung und besonders gesunden Nahrungsmitteln. Er spricht davon, dass wir »36 Löcher im Dach« reparieren müssen, wenn wir Erfolg haben wollen. Also 36 verschiedene Defizite oder Entgleisungen des Stoffwechsels beheben. Nicht nur ein oder zwei. Inzwischen sind sogar noch ein paar weitere dazugekommen. Alle sollten wir uns ansehen. Jeden Stein umdrehen. Das Programm, so wie ich es hier vorstelle, ist nicht schwierig durchzuführen. Jeder kann es mit etwas Unterstützung durch den Arzt oder den spezialisierten Heilpraktiker seines Vertrauens umsetzen. Trotzdem gibt es bei diesem Krankheitsbild natürlich keine Garantien. Auch nicht für den hier vorgestellten Ansatz. Aber dies ist ein weitgehend neuer, verheißungsvoller Weg, der Patienten und Angehörigen in vielen Fällen begründete Hoffnung machen kann. Gesunden kann er dazu verhelfen, durch Prävention auf Jahrzehnte und im hohen Alter ein leistungsfähiges und gesundes Gehirn zu behalten.

Um dieses Ziel zu erreichen, müssen wir als Erstes verstehen, was die Grundlagen eines gesunden Gehirns sind. Deswegen fangen wir am besten bei den kleinsten Bausteinen unseres Körpers an: den Zellen. Dort finden sich wichtige Bestandteile, die alle zusammenarbeiten müssen, damit das Gehirn gesund bleibt. Eine herausragende Rolle spielen dabei die Mitochondrien.

Mitochondrien

Mitochondrien sind die kleinen Wundermaschinen, die »Kraftwerke« in Ihren Zellen, die Tag und Nacht unermüdlich ihre kolossale Arbeit verrichten und von deren Zustand und gutem Funktionieren Ihr körperliches und seelisches Wohlbefinden abhängt. Ohne gesunde Mitochondrien gibt es kein Leben, keine Gesundheit, keine Freude, vor allem aber: keine Energie. Und erst recht kein gesundes Gehirn. In jeder einzelnen Zelle finden sich Tausende dieser kleinen Kraftwerke besonders da, wo sehr viel Energie gebraucht und verwertet wird: im Auge bzw. in der Netzhaut, im Herzmuskel und in Rekordzahlen in weiblichen Eizellen. Natürlich auch in den Nervenzellen des Gehirns, wo sie die Energie für die ungeheuren geistigen Leistungen und Gedächtnisleistungen bereitstellen. Sie produzieren die Währung, auf die es im Körper generell ankommt bzw. mit der praktisch alle körperlichen Funktionen letztlich »bezahlt« werden müssen: ATP (Adenosintriphosphat). Das ist die Energieform, die in den Mitochondrien erzeugt und die für alle energetischen Vorgänge benötigt wird. Was glauben Sie, wie viel ATP im Laufe eines einzigen Tages in den Mitochondrien produziert wird? 100 Gramm? 200 Gramm? 500 Gramm? Halten Sie einen Moment inne und schätzen Sie. Nun, es ist sage und schreibe etwa die Hälfte bis zwei Drittel Ihres Körpergewichts! Wenn Sie also 80 Kilogramm wiegen, dann produzieren und verbrauchen Sie pro Tag mindestens 40–60 Kilogramm ATP oder mehr. Das ist eine ungeheure Menge und zeigt uns, dass wir uns um unsere Mitochondrien kümmern und sie gut behandeln müssen. Leider tun wir das in aller Regel nicht. Ich messe in meiner Praxis immer die mitochondriale Dysfunktion bei meinen Patienten. Die Werte sind oft erschreckend niedrig. Die Kraftwerke in den Zellen sind müde und ausgelaugt. Hat das Ihr Arzt schon mal gemessen?

Unsere Mitochondrien sind ununterbrochen vielfältigen Stressoren ausgesetzt, die ihnen arg zusetzen: chronischem beruflichem und privatem Stress, Umweltgiften und schädlichen Medikamenten. Nicht nur Dieselabgasen, sondern auch Quecksilber aus Laserdruckern und Kohlekraftwerken, Arsen in Reis und Trinkwasser, pestizidbelasteten Tees oder exotischen Früchten, Aluminium aus altem Kochgeschirr, Bisphenol aus Folienverpackungen und Mikroplastik etc. Bestimmte Medikamente, z. B. Antibiotika, Magensäureblocker und Statine, verursachen als Nebenwirkung auch eine Schädigung der Mitochondrien.

Was also können wir tun, um viele und leistungsfähige Mitochondrien zu bekommen, die unser Gehirn zu Höchstleistungen befähigen? Grundlage ist zunächst eine »gesunde Lebensweise«: gesunde Nahrung, wegen der allgegenwärtigen Pestizidbelastung möglichst in Bioqualität, vor allem viel Gemüse, ein kleiner Teil roh, kein Junkfood, Stressverminderung, regelmäßiges körperliches Training, Darmgesundheit und genügend Schlaf. Da kann jeder sicher etwas ehrgeiziger und konsequenter sein. Ohne diese Grundlagen können die Mitochondrien nicht wachsen und gedeihen. Kommen wir aber von diesen generellen Bemerkungen zu den Dingen, die speziell die Gesundheit und Leistungsfähigkeit der Mitochondrien betreffen und was Sie dafür konkret tun können.

Mikronährstoffe Im Kapitel über die Mikronährstoffe (S. 123) finden Sie die wichtigsten Informationen über die vielen kleinen Helfer, die wir mit der Nahrung zu uns nehmen oder als Nahrungsergänzung zuführen können, damit unser Gehirn jung und gesund bleibt. An dieser Stelle geht es speziell um die Mitochondrien und um deren Gesundheit und Funktionieren.

L-Carnitin Mitochondrien brauchen zum Beispiel L-Carnitin, das sie unter anderem in ihrer wertvollen Funktion der Fettverbrennung und damit Energiebereitstellung unterstützt. Es kommt hauptsächlich in Fleisch vor, besonders in rotem Fleisch. Viel ist z. B. in Lammfleisch oder Wildfleisch enthalten. Weißes Fleisch, z. B. Geflügel, enthält nur sehr wenig L-Carnitin und in der vegetarischen Ernährung kommt es praktisch nicht vor. Generell essen wir aber zu viel Fleisch. Ich empfehle, wenig Fleisch zu essen (einmal pro Woche reicht), dafür aber sehr gutes: nur vom Biobauern und aus regionaler Haltung. Damit wäre nicht nur der Umwelt, dem Tierschutz, sondern auch der Gesundheit viel geholfen. Vegetarier können das L-Carnitin (auch einmal pro Woche) als Nahrungsergänzung, z. B. in Kapselform, aufnehmen.

Eisen Ein weiterer wichtiger Stoff für die Mitochondrien ist Eisen. Gerade junge Frauen haben oft Eisenmangel, da sie durch die Menstruation jeden Monat Blut verlieren. Wenn Sie sich schlapp und müde fühlen (auch als Mann), kann ein niedriger Eisenspiegel der Grund sein. Dann misst man die Eisenspeicher im Blut (das Ferritin) und weiß sofort, wie es um den Eisenvorrat bestellt ist. Eisen ist ein wichtiger Bestandteil des Hämoglobins, des roten Blutfarbstoffs. Mit seiner

Hilfe wird der Sauerstofftransport im Blut sichergestellt. Hier führt ein Mangel zu Schlappheit, Leistungsschwäche und schlechter Laune. Eisen wird auch für die Fettverbrennung und die Schilddrüse benötigt. Ohne genügend Eisen können die Mitochondrien kein Fett verbrennen (ähnlich wie beim Fehlen von L-Carnitin). Wenn beides fehlt, kann es leichter zu schädlichem Übergewicht kommen. Sie wundern sich, dass Sie nicht abnehmen. Es könnte daran liegen.

Omega-3-Fettsäuren Auf die Wichtigkeit der Omega-3-Fettsäuren gehe ich in einem anderen Kapitel (S.128) noch ein. Hier sei nur gesagt, dass die Mitochondrien nur funktionieren, wenn Sie genügend Omega-3-Fettsäuren im Blut haben. Es gilt also, mindestens zwei Fischmahlzeiten pro Woche zu sich zu nehmen. Gut geeignet sind Lachs, Makrele, Hering und Sardinen. Flussfische, z.B. Forellen, haben nur sehr wenig Omega-3. Es müssen Fische sein, die im kalten Wasser der Ozeane schwimmen, denn nur dort finden sie als Nahrung die Algen, die sie als Omega-3-Fettsäuren in ihren eigenen Körper einbauen.

Pyrrolochinolinchinon PQQ (Pyrrolochinolinchinon) ist eine vitaminähnliche Substanz, die erst vor wenigen Jahren gefunden und identifiziert wurde, die in besonderer Weise unsere Mitochondrien vor Schäden und Degeneration schützen kann (S.151). PQQ befindet sich genau dort, wo in den Mitochondrien freie Radikale entstehen, und kann diese direkt am Ort der Entstehung unschädlich machen. Aber nicht nur das: Die Neubildung von Mitochondrien kann gefördert und unterstützt werden. Zusätzlich scheint PQQ für eine Entgiftung von Quecksilber auch im Gehirn sorgen zu können. Wer also gesunde Mitochondrien haben will, besorge sich PQQ und nehme täglich eine Kapsel ein. PQQ schützt nicht nur unsere Gehirnzellen bei Alzheimer, sondern ist auch für Patienten mit Parkinson nützlich.

B-Vitamine Ohne B-Vitamine als Kofaktoren funktionieren auch die Mitochondrien nicht. Dazu gehören neben Folsäure, Vitamin B_2, B_6 und B_{12} auch NAD (bildet sich durch Niacin und Tryptophan) und Niacin (Vitamin B_3). Selbstverständlich nehmen Sie diese Vitamine auch mit der Nahrung zu sich. Daher nicht erschrecken, wenn diese Aufzählung etwas länger ist. Sie mögen vielleicht sogar gut versorgt sein und brauchen gar nichts zu tun. Empfehlenswert ist immer, dass die Werte mit einer Blutuntersuchung gemessen werden. Bei Alzheimer-Patienten finden sich oft niedrige Werte und man muss B-Vitamine zuführen.

Glutathion Auf ein weiteres »Wundermittel«, nämlich Glutathion, werde ich noch zu sprechen kommen (S. 146). In Kürze kann man sagen, dass Sie Glutathion unbedingt für die Gesundheit ihrer Mitochondrien brauchen. Der Körper kann es zum Teil selbst herstellen oder man gibt N-Acetyl-Cystein als Vorläufersubstanz, um die körpereigene Produktion anzukurbeln. Das verkauft Ihnen Ihr Apotheker. Glutathion wirkt antientzündlich, entgiftend und schützt die Gehirnzellen vor Degeneration.

Sekundäre Pflanzenstoffe Vergessen sollte man nicht die sogenannten sekundären Pflanzenstoffe, die wir immer mal zwischendurch und täglich wechselnd aufnehmen sollten, z. B. mit zwei oder drei Tassen grünem Tee, der das wertvolle Epigallocatechingallat (EGCG) enthält. Oder OPC (oligomere Proanthocyanidine) aus den Traubenkernen. Das gibt es auch in Kapselform und damit hoch konzentriert. Man könnte manchmal ein Gläschen ungesüßten Granatapfelsaft trinken, der gegen Arteriosklerose wirkt. Das können wir im Gehirn brauchen. Auch die sogenannten Sulfide zählen dazu, wie sie in Knoblauch, Zwiebeln und Schnittlauch vorkommen, ebenfalls Kurkuma in leckerem Curry. Alles kann man einfach in die tägliche Ernährung einbauen.

Verstärkte Kälte- und Wärmeexposition

Kennen Sie Menschen in Ihrer Umgebung, die sich bei der geringsten Kälte oder sogar nur einem kalten Lüftchen sofort in wärmste Kleidung hüllen, Schal und Mantel anziehen, den Hut oder die Mütze nicht vergessen und trotzdem häufig erkältet und verschnupft sind? Bei diesen Menschen kann man darauf wetten, dass das Immunsystem nicht richtig funktioniert und die Mitochondrien ihre Aufgaben nicht richtig wahrnehmen können.

Wetterkapriolen gab es schon immer in der Menschheitsgeschichte. Über mehr als eine Million Jahre konnte sich der Mensch dagegen nur unzureichend schützen. Trotzdem hat er überlebt. Die Evolution hat uns mit der entsprechenden Abwehr bzw. einem funktionierenden Immunsystem ausgestattet. Das muss aber regelmäßig trainiert werden. Dazu gehört auch, dass wir unsere Immunzellen und die darin befindlichen Mitochondrien gesund halten. Wenn wir zu viele alte oder schlecht funktionierende oder überhaupt zu wenige haben, können wir keine Leistung bringen, sind ständig müde und schlapp. Dann sollten wir neue Mitochondrien bilden. Das nennt man »mitochondriale Biogenese«. Das passiert aber leider nicht automatisch, vielmehr braucht der Körper Signale, die ihm sagen: »Los, produziere jetzt mal gefälligst neue Mitochondrien, ich brauche dringend welche.« Das tut er aber nur, wenn er von außen von Zeit zu Zeit gesundheitsfördernde Stress-Signale bekommt, die ihn dazu anregen, z. B. Wärme oder Kälte.

Wärme- und Kälteexposition sind sehr effektive Wege, die Anzahl der Mitochondrien zu vermehren. Nehmen wir zunächst mal die Möglichkeit der Kälteexposition. Viele haben es verlernt, bei Wind und Wetter draußen zu sein (besonders im Winter), sie verkriechen sich lieber hinterm Ofen oder sitzen vor der Heizung. Diesen Luxus hatten unsere Vorfahren nicht. Allerdings erkaufen wir diesen Luxus mit einer verminderten Funktion unserer mitochondrialen Biogenese. Diese wird durch Kälte gefordert und angeregt: Es entstehen neue Mitochondrien. Der Körper registriert die Kälte und reagiert entsprechend. Das funktioniert aber nur, wenn wir ihm dazu die Gelegenheit geben. Gehen Sie also im Winter durchaus mal ohne Pullover nach draußen und um den Block oder wenigstens für eine halbe Stunde auf den Balkon. Lassen Sie beim Saunabesuch nicht das kalte Tauchbecken aus. Probieren Sie mal, die Zeit im kalten Tauchbecken zu verlängern. Fangen Sie mit zehn Sekunden an und steigern Sie sich nach und nach auf drei Minuten. Sie werden sehen: Was zunächst als Schreckensversion Panikgefühle erzeugt, wird später als ungeheuer wohliges Gefühl daherkommen. Zu Hause sollte die kalte, tägliche Dusche selbstverständlich sein. Die ganz Harten duschen sogar insgesamt kalt, also ohne vorher warm zu duschen. Im Sommer ist das gar nicht so schwer. Aber auch im Winter kann man sich zumindest an die ausgedehnte kalte Dusche zum Abschluss gewöhnen.

Kommen wir zum Gegenteil: Wärme. Da wir gerade schon die Sauna angesprochen haben, wäre sie für die starke Wärmeexposition ein probates Mittel für unsere mitochondriale Gesundheit. In Finnland, dem Land der tausend Saunen, hat man in einer Studie 2315 Saunagänger untersucht und sie über 20 Jahre beobachtet. Dann stellte man fest, dass die fleißigsten Saunafans (mehrere Saunagänge pro Woche) am wenigsten Demenz entwickelt hatten, gar ihr Demenzrisiko um bis zu 60 % senken konnten. Das ist ein spektakulärer Erfolg mit einer so einfachen Maßnahme. Wie können wir dieses fabelhafte Ergebnis erklären? Neben der besseren Durchblutung und der generellen Entspannung durch das Saunieren ist dies auf die Neubildung von Mitochondrien zurückzuführen, die der Körper dann erzeugt, wenn er sich im Hitze- oder Kältestress befindet. Dieser phasenweise und kurze Stress gibt dem Körper das Signal: »Achtung, Gefahr! Energie wird dringend gebraucht. Bitte Mitochondrien zur Energiebereitstellung produzieren!« Der Körper produziert in der Folge neue Mitochondrien, weil er sich an die Stressanforderung anpasst. Nur so konnte die Menschheit überleben, denn der Mensch wurde im Laufe der Evolution über Millionen Jahre häufig durch Hitze und Kälte gestresst und hat deswegen Mechanismen zur Bewältigung dieses Stresses entwickelt. Wir müssen sie nur nutzen und trainieren. Hitze und Kälte sind also nichts, was wir immer meiden sollten. Ganz im Gegenteil: Wir sollten uns ab und zu sowohl Hitze als auch Kälte aussetzen und diese einfache Möglichkeit nutzen, unsere Gesundheit zu erhalten.

Sport

Regelmäßige sportliche Betätigung ist eine Bedingung für körperliche und geistige Gesundheit. Erst recht gilt das für die Mitochondrien. Allein die erhöhte Sauerstoffzufuhr, die bei sportlicher Betätigung erzeugt wird, hat einen positiven Effekt. Besonders starke positive Effekte auf die Mitochondrien werden erzeugt, wenn Sie sie auch hier ab und zu stark »stressen«. Das bedeutet z. B., beim eher gemütlichen

Walking oder Dauerlauf mal einen Sprint einzulegen oder mal einen Hügel schneller hochzugehen, sodass Sie außer Atem kommen. Keine Gewaltkuren und keine Überforderung aus falsch verstandenem Ehrgeiz, aber auch keine chronische Unterforderung.

Kaloriendefizit

Wir leben im Zeitalter des Überflusses an Nahrungsmitteln. Dieses »Essensparadies« tut unserem Körper gar nicht gut. Mitochondrien vermehren sich, wenn sie spüren, dass der Energiefluss aus der Nahrung plötzlich stoppt, denn sie wollen ja Energie erzeugen, wollen unser Überleben sichern, auch in Zeiten von Mangel oder gar Hunger. Das ist ihr Job, den sie gerne ausführen, wenn man sie nur lässt. Mit einem plötzlichen Nahrungsmangel zwingen wir sie in eine Anpassungsreaktion: Nahrungsmangel bedeutet ja Energiemangel und darauf reagieren sie sehr empfindlich. Sie bekommen jetzt den Reiz von außen, dass sie zur Kompensation des Energiemangels in Größe und Anzahl wachsen sollen. Denn mit diesem Trick signalisieren wir ihnen, dass sie sich gefälligst vermehren sollen, damit trotz Nahrungsmangel genug Energie produziert wird. Das geht nur, wenn sich ihre Anzahl erhöht oder sie mehr leisten.

Um das alles zu erreichen, müssen wir also die Menge der Nahrung bzw. die zugeführten Kalorien künstlich vermindern. Dazu gibt es viele Möglichkeiten: Man kann z. B. mal das Abendessen ausfallen lassen. Das schafft jeder ohne Schwierigkeiten. Ein Fastentag tut uns auch gut. Dann nur Kräutertee oder Gemüsesäfte trinken. Dies bewirkt nicht nur eine Verbesserung der mitochondrialen Gesundheit, sondern wirkt auch wie eine Reinigung von innen. Der Körper entsorgt dann alten Zellmüll: kranke oder nicht mehr richtig funktionierende Zellen, auch alte oder kranke Mitochondrien und Gehirnzellen. Das wirkt wie ein Jungbrunnen für den gesamten Organismus. Dieser Prozess wird »Autophagie« genannt. Für dessen Entschlüsselung gab es 2016 den Nobelpreis für den Japaner Ohsumi. Auf die »Autophagie« als Jungbrunnen für unseren Körper gehe ich noch näher ein (S. 81).

Gesunde Schilddrüse

Letztlich wird für gesunde Mitochondrien und gesunde Nervenzellen im Gehirn auch eine gesunde Schilddrüse gebraucht. Nur wer genügend Schilddrüsenhormone hat, kann gesunde Mitochondrien haben. Das Schilddrüsenhormon Trijodthyronin (T3) sorgt dafür, dass genügend PGC 1-alpha – das ist der Master-Regulator des mitochondrialen Stoffwechsels – gebildet wird. Nur dann kann übrigens eine vernünftige Fettverbrennung erfolgen. Sie brauchen dazu aber auch die Nährstoffe für eine gesunde Schilddrüse: Selen, Jod, Eisen, Zink und Vitamin D. Wie kann man wissen, ob man zu wenig Schilddrüsenhormon hat oder schon an einer mitochondrialen Dysfunktion leidet? Leider können Sie es bestenfalls nur indirekt an schleichenden Symptomen erahnen: Vergesslichkeit, chronischer Müdigkeit, Energiemangel, Gewichtszunahme, Frieren, Abwehrschwäche. Die moderne Labormedizin kann aber heute präzise den Zustand der Mitochondrien und der Schilddrüse messen. So kann man schnell Klarheit schaffen.

Sind es doch die Gene?

Machen wir einen gewaltigen Zeitsprung. Weit zurück in die Geschichte der Menschheit. Sehr weit. Sagen wir eine halbe Million Jahre. Nennen wir die Menschen dieser längst vergangenen Zeit einfach mal »Steinzeitmenschen«. Wie hat deren genetische Ausstattung wohl ausgesehen? Man kann davon ausgehen, dass sie an die damalige Lebenswelt gut angepasst war. Das muss so gewesen sein, denn sonst wären wir längst ausgestorben. Wie sahen denn die Lebensbedingungen in dieser Zeit aus? Mit welchen Problemen musste sich dieser Steinzeitmensch herumschlagen? Unternehmen wir dazu eine kleine Fantasiereise:

Der Steinzeitmann rappelt sich also morgens auf und tritt vorsichtig vor seine Höhle. Er blinzelt in die Sonne und sondiert die Umgebung: Alles okay? Keine wilden Tiere oder Feinde in Sicht? Keine verdächtigen Geräusche? Er fragt sich, ob heute wohl ein guter Tag für die Jagd ist, damit er für sich, seine Frau und seine Kinder etwas Essbares organisieren kann. Denn er hatte vermutlich Hunger. Gestern gab es nichts zu essen und vorgestern auch nicht. Vielleicht geht er jetzt zusammen mit den Brüdern oder den Männern der Sippe auf die Jagd. Auf dem Weg erinnert er sich, dass er an einer bestimmten Stelle ein paar Früchte, Wurzeln oder essbare Blätter gefunden hat oder gar eine Gazelle dort hat vorbeihuschen sehen. Dort könnten sie noch mal hinpirschen. Und schon geht es los: Richtige Wanderwege gibt es keine, der Boden ist voller gefährlicher Löcher, spitzer Steine, herumliegender Äste oder Wurzeln, über die man barfuß läuft. (Schuhe gibt es nicht, die sind noch nicht erfunden.) Da holt man sich leicht Wundverletzungen an den Füßen, kann stolpern, hinfallen und sich einen Bluterguss oder Hautabschürfungen holen. Ab und zu muss man durch mannshohes Buschgras eilen, das auch scharfkantige Blätter hat. Da braucht man ein supergesundes Immunsystem, das Verletzungen schnell heilen lässt sowie Entzündungen begünstigt. Denn durch die Entzündung heilt die Wunde schneller. Sie desinfiziert sich von innen und tötet Viren, Bakterien und Krankheitserreger ab. Auf Apotheken, Antibiotika oder Ärzte musste unser Steinzeitmensch ja noch ein paar Hunderttausend Jahre warten.

Er tritt öfter mal mit dem nackten Fuß in den Dung wild lebender Tiere und fängt sich dadurch Parasiten und andere Krankheitserreger ein. Die muss das Immunsystem dann bekämpfen. Vielleicht ist dem Steinzeitmann trotzdem kein Jagdglück vergönnt und alle Mühen und Anstrengungen waren heute vergebens. Dann kehrt er frustriert nach Hause zurück, möglicherweise nur mit ein paar bitteren Blättern und Wurzeln bepackt. Die sind voller Mikroorganismen, auch Insekten oder anderem winzigen Kleingetier. Richtig waschen kann man das alles meist nicht. Einen Wasserhahn oder ein Spülbecken gibt es ja leider auch nicht. Also wird es ungewaschen gegessen, der Hunger nagt schließlich und der leere Magen knurrt. Lange gefackelt wird da nicht. Immerhin, es sind Kalorien. Übergewicht ist das kleinste Problem; außerdem völlig unbekannt. Wer Fett gut speichert, ist im Vorteil.

Am nächsten Tag hat er vielleicht mehr Erfolg. Nach langer und schweißtreibender Jagd zu Fuß wird – mit großem Glück – eine Gazelle erlegt. Das ist selten genug. Dann reißen sich die Männer erst mal um die besten Stücke des Tieres. Das sind keinesfalls die mageren, bei uns begehrten, sondern die richtig fetttriefenden. Denn die enthalten die meisten Kalorien. Dann hat die Mahlzeit schon mal für zwei oder drei Tage den Hunger vertrieben. Das war pures Glück! Da bleibt hoffentlich genug für die Frau und die Kinder.

Die Frau erwartet ihren Mann schon sehnsüchtig. Sie ist vielleicht sogar schwanger. Wenn die Zeit der Geburt naht, muss sie eine genetische Ausstattung haben, die sie und das Kind auch mit wenig Essen überleben und die Geburt unter schlechten hygienischen Bedingungen verkraften lässt. Wenn sie Fett aus der Nahrung gut speichern kann, ist das ein großer Vorteil für sie: Das Baby und sie selbst überleben dann Hungerperioden besser. Der Säugling braucht außerdem die gesättigten Fette aus der Muttermilch. Dort sind viele Omega-3-Fettsäuren enthalten. Die sind gut für die Hirnentwicklung und das Immunsystem. So weit unser Beispiel mit dem Steinzeitmenschen.

Jetzt können wir erkennen, welche genetische Ausstattung man optimalerweise haben musste, um zu überleben:

- verstärkte Fettspeicherung, damit man längere Hungerperioden besser übersteht
- Abwehr gegen Gifte aller Art aus der Nahrung, z. B. gegen giftige Pilze (auch Schimmelpilze) oder Pflanzen und Verdorbenes aller Art
- Widerstandskraft gegen schnell verderbliches rohes Fleisch oder rohen Fisch
- ein starkes Immunsystem zur Abwehr von Viren, Bakterien, Parasiten, bei Verletzungen
- genetisch ausgestattet, um sowohl Fett als auch Eiweiß gut zu verstoffwechseln (Für massiven Kohlenhydratkonsum, den wir heute praktizieren, gab es keine Notwendigkeit einer genetischen Anpassung. Es gab ja zu dieser Zeit schlicht keine. Außer sehr selten mal vielleicht ein bisschen Honig oder eine kleine, saure oder bittere wilde Frucht.)

- Disposition für viel körperliche Bewegung, die tägliche Herausforderung und Routine war

Für all diese Lebensbedingungen war das sogenannte ApoE-Gen äußerst nützlich. Das Gen erzeugt ein Protein, das man »Apolipoprotein« nennt. Das ist nichts weiter als ein Fetttransporter. Fett ist in wässrigem Milieu (z. B. im Blut) unlöslich. Deshalb muss es es mithilfe eines Transporters über Blut- und Lymphgefäße in die Körperzellen gelangen. Dieses ApoE-Gen spielt eine zentrale Rolle im Hinblick auf das genetische Risiko für Alzheimer. Wer dieses Gen in einer bestimmten Ausprägung besitzt (ApoE-4), hat ein höheres Erkrankungsrisiko. Dieses Gen sorgt dafür, dass wir eher dazu neigen, Fett zu speichern, als es zu verbrennen, und mehr Entzündung erzeugen, als uns guttut. Der lange Arm der Steinzeit bzw. der Evolution reicht also bis in die Gegenwart. Nun ist die Steinzeit lange vorbei. Diese Eigenschaften brauchen wir daher für unseren heutigen Lebensstil nicht mehr: Wir sitzen im Büro, im Auto oder vor dem Computer oder gar der Glotze und streifen nicht mehr durch die Savanne oder Prärie. Schweißtreibendes Arbeiten ist bei den meisten eine Seltenheit. Der Hunderttausende Jahre andauernde häufige Nahrungsmangel, der die Menschheit in bestimmten Regionen nicht selten an den Rand des Aussterbens gebracht hat, ist gänzlich verschwunden. Dies gilt zumindest für unsere Regionen. »Effiziente Fettspeicherung« – jahrtausendelang ein unschätzbarer Vorteil – ist daher heute überhaupt nicht mehr erwünscht, ganz im Gegenteil: Fett haben wir ja nun üblicherweise genug auf Bauch und Hüften. Das lässt sich auch in höheren Spiegeln des Cholesterins, vor allem des schlechten LDL-Cholesterins, und höheren Entzündungswerten messen. Jeder von uns hat ein solches ApoE-Gen. Für das Erkrankungsrisiko kommt es darauf an, welche Form (»Allel«) das Gen genau hat, denn davon gibt es drei, die von Wichtigkeit sind: ApoE-2, ApoE-3, ApoE-4.

Hat man die ersten beiden (ApoE-2 oder ApoE-3), erhöht sich das Krankheitsrisiko nicht. Das ist eine gute Nachricht, denn ungefähr 85 % der Bevölkerung haben eines dieser beiden Genformen, also kein erhöhtes Alzheimerrisiko.

Bleibt also die »schlechte« ApoE-4-Variante. Untersuchungen zeigen, dass sich ab einem Alter von 65 Jahren das allgemeine Erkrankungsrisiko (ohne diese Genvariante) auf rund 15 % beläuft. Dieses erhöht sich bei Trägern eines ApoE-4-Gens auf 30 %. Das heißt aber umgekehrt: Selbst wenn Sie eine Kopie dieses ApoE-4-Gens haben, erkranken Sie mit 70 %iger Wahrscheinlichkeit mit 65 Jahren trotzdem nicht an Alzheimer! Diese Genvariante ist sehr alt. Wir hatten »früher« alle die ApoE-4-Variante. »Früher« heißt: die letzten drei Millionen Jahre und davor. Klar, wir waren ja alle Ur-Steinzeitmenschen und haben in dieser urzeitlichen Lebenswelt von dieser Genvariante optimal profitiert. Erst vor ungefähr 800 000 Jahren entstand die günstigere ApoE-3-Variante. Und erst vor 200 000 Jahren das noch günstigere ApoE-2. Wenn man weiß, dass 200 000 Jahre eine kurze Zeit für genetische Veränderungen sind, ist klar, dass wir uns »genetisch korrekt« verhalten müssen. Also einen Lebensstil pflegen sollten, der nicht im Widerspruch zu unserer genetischen Ausstattung steht.

Da man von jedem Gen zwei Kopien hat, eine vom Vater, eine von der Mutter, spricht man also z. B. von ApoE-3/4 oder ApoE-2/3 usw. Das Gen kommt immer im Doppelpack. Man kann auch die ungünstige ApoE-4-Variante zweimal haben. Das wäre dann ApoE-4/4. Wer sie nur einmal hat, erhöht sein Risiko für Alzheimer nur mäßig. Wer sie zweimal hat, der erhöht es deutlich. Diese Genvariante begünstigt Fettstoffwechselstörungen bzw. Arteriosklerose und die Produktion der schädlichen Form der »Amyloide«, also der gefürchteten »Plaques«. Frauen sind generell stärker betroffen als Männer. Träger von zwei ApoE-4-Genen sollten auf jeden Fall Vorsorge betreiben und ernsthaft in Erwägung ziehen, das Programm dieses Buches in den eigenen Alltag zu integrieren. Häufig lässt sich die Krankheit durch Lebensstiländerungen deutlich verbessern oder – im günstigsten Fall – sogar ganz verhindern, wenn man rechtzeitig mit einem konsequenten Programm der Prävention bzw. der Gegenmaßnahmen beginnt. Das ist der Schwerpunkt dieses Buches.

Bevor wir damit beginnen, machen wir uns das Gesagte noch einmal in der Übersicht klar:

Gen	Auswirkung	Häufigkeit des Gens in der Bevölkerung	Vorkommen beim Menschen seit
ApoE-2	schützt vor Alzheimer	8 %	200 000 Jahren
ApoE-3	neutral	78 %	800 000 Jahren
ApoE-4	begünstigt Alzheimer	14 %	> 3 000 000 Jahren

Die Häufigkeit ist jedoch nur eine statistische Angabe. Sie trifft auf den »statistischen Durchschnitt« zu. Das nehmen wir zur Kenntnis, aber es macht uns keine Angst. Auch nicht, wenn Sie vielleicht doppelter ApoE-4 Träger sind. Es gibt genügend Menschen, die das »schlechte« Gen in sich tragen und nie erkranken. Wie es ebenfalls Menschen gibt, die »gute Gene« haben und trotzdem erkranken. Das zeigt, dass die Gene zwar eine Rolle spielen, aber überhaupt nicht der entscheidende Faktor für die Erkrankung sind. Die obigen statistischen Angaben beziehen sich auf große Teile der Bevölkerung. Nicht auf den Einzelfall. Zu diesem »statistischen Durchschnitt« gehören Sie nicht! Das haben Sie ja bewiesen, indem Sie dieses Buch lesen. Sie wollen wissen, wie Sie einem eventuell vorhandenen genetischen Risiko für degenerative Prozesse im Gehirn ein Schnippchen schlagen können. Was man tun muss, damit man gesund bleibt, mit einem scharfen und wachen Geist im hohen Alter. Man will ja schließlich den Enkelkindern bei schwierigen Hausaufgaben helfen und als kompetenter Diskussionspartner mit wachem Geist bei den Jungen beliebt sein!

Auch in Japan weiß man um diese Zusammenhänge. Ich habe drei Jahre in Japan gelebt und konnte dort interessante Beobachtungen machen, beispielsweise auf der ganz im Süden Japans gelegenen Insel Okinawa. Die dortigen sehr alten Menschen und deren Lebensstil haben mich brennend interessiert. Dort leben die meisten Hundertjährigen dieser Erde. Ich habe lange gesucht, jedoch keinen gefunden, der dement war. Sicher wird es dort auch Demente gegeben haben. Aber ganz bestimmt nicht in der Zahl, die in vielen westlichen Ländern »im statistischen Durchschnitt« leider üblich ist. Ganz im Gegenteil: Mit manchem Hundertjährigen konnte ich eine inspirierende Unterhaltung führen. Daraus ergibt sich eine wichtige hoffnungsvolle Erkenntnis:

Ob Sie gesund bleiben, hängt nicht in erster Linie von Ihren Genen, sondern vom Lebensstil ab, den Sie mit Ihrer genetischen Ausstattung pflegen.

Denn die Menschen des »statistischen Durchschnitts« machen genau die Fehler, die Sie natürlich vermeiden: Sie ernähren sich generell grottenschlecht, treiben keinen Sport, essen Junkfood, zu wenig frisches Gemüse, und das nicht aus Bio-Anbau und daher mit zu vielen Pestiziden, weil es halt in erster Linie »billig« sein soll. Oder Fertigessen: Das heißt so, weil es uns fertigmacht. Es ist zwar bequem und billig, aber schlecht für unsere Gesundheit: Es enthält zu viele leere Kalorien, zu viel Salz, zu viel Zucker und schlechte Fette, oft die äußerst schädlichen Transfette, die unsere Blutgefäße verstopfen und im Gehirn die schädlichen Amyloid-Ablagerungen verstärken. Es ist also nichts, was wir ohne Not verzehren sollten. Dazu kommen zu viel Stress und Hetze im Beruf oder Privatleben und zu viel Alkohol und das Rauchen. Alles Verhaltensweisen, die bestimmte Gene in uns ein- oder ausschalten. Diesen Prozess nennt man »epigenetische Anpassung«. Mit anderen Worten: An Ihrer genetischen Ausstattung können sie nichts ändern. Aber Sie können sehr wohl bestimmte Gene durch Ihren Lebensstil (Ernährung, Sport, Fasten, Vitalstoffdefizite ausgleichen, Stressverminderung) entweder ein- oder ausschalten. Mit Ihrem Lebensstil beeinflussen Sie ständig Ihre Gene, ohne dies bewusst wahrzunehmen. Gene sind also keine Einbahnstraße und kein Schicksal. Wir sind ihnen keinesfalls hilflos ausgeliefert. Ganz im Gegenteil: Wir können durch das Wissen um die Epigenetik unsere Gene wirksam beeinflussen. Das ist eine ungeheuer wichtige Tatsache, die wir uns zu Nutze machen können. Jetzt verstehen wir auch, warum manche Menschen eine schlechte genetische Ausstattung haben und trotzdem gesund bleiben. Das Gleiche gilt umgekehrt: Menschen mit »guten Genen« können diesen Vorteil durch einen ungesunden Lebensstil wieder zunichtemachen.

Die gute Nachricht: Ihr Gehirn ist plastisch

Es ist noch nicht lange her, da glaubte man, dass das Gehirn, mit dem wir geboren wurden, das ist, womit wir für den Rest unseres Daseins leben müssen und woran wir nichts ändern können. Solche Sprüche wie »Ich bin zu alt zum Sprachenlernen« oder »Wer das in der Kindheit nicht gelernt hat, der lernt es nie« zeugen von dieser falschen Geisteshaltung. Das Gehirn hat, entgegen diesen überkommenen Vorstellungen, die fantastische Eigenschaft, sich ständig an neue Herausforderungen oder Umstände in Ihrem Leben anzupassen, neue Lernerfahrungen zu ermöglichen, besser auf Stress zu reagieren und Sie bei der Aneignung neuer Fertigkeiten, auch emotionaler Art, zu unterstützen. Dabei finden ständig Umbauprozesse im Gehirn statt, die dafür sorgen, dass alles Neue auch physisch auf der Ebene der Gehirnzellen und Synapsen umorganisiert und neu verschaltet wird. Im Gegensatz zum Computer auf Ihrem Schreibtisch, dessen Schaltkreise fest verdrahtet sind, ist das Gehirn nicht fest verschaltet, sondern quasi ein komplizierter selbstlernender Supercomputer, der ständig mit der Außenwelt in Verbindung steht und je nach den äußeren Bedingungen bzw. Ihrem Lebensstil, seine Schaltkreise permanent ändert, indem er sie einerseits stärkt und aufbaut oder schwächt und abbaut. Unser Gehirn spiegelt dabei das wider, womit wir uns oft und lange intensiv beschäftigen (»What fires together wires together«): Was zusammen »feuert« (also Gehirnzellen, die gleichzeitig Signale senden), schaltet sich fester und stabiler zusammen. Das funktioniert im positiven wie im negativen Sinne: Wer nur die schlechten Nachrichten aus dem Nachrichtenprogramm verfolgt, sich wöchentlich und regelmäßig mit seinem Nachbarn streitet, Stress ohne Ende hat, keinen Sport treibt, Freundschaften und gute Beziehungen nicht pflegt, das Denken den Anderen überlässt und zu viel Zeit vor der Glotze und mit dem

Handy verplempert, der baut sein Gehirn auch um, allerdings auf eine Art und Weise, die langfristig eher zerstörerisch als aufbauend ist.

Dagegen stehen beispielhaft die ungeheuren Leistungen und Erfolge, die z. B. manche Menschen erzielen, die von einem Schicksalsschlag getroffen wurden und bestimmte Hirnschäden erlitten haben. Viele von ihnen erholen sich in erstaunlicher Art und Weise, indem die Folgen eines Schlaganfalls oder einer Verletzung, die manchmal große Areale des Gehirns zerstören, wieder komplett von anderen Teilen des Gehirns übernommen und damit kompensiert werden können. Das Gleiche gilt für Rechts- oder Linkshänder, die nach einer Verletzung des bevorzugten Armes oder der Hand nach einigen Wochen Training recht gut und nach Monaten sogar fast perfekt mit der »falschen« Hand all die Dinge tun können, die das tägliche Leben erfordert, z. B. die Zähne putzen, sich anziehen oder gar Auto fahren. Das sind jedoch nur Extrembeispiele, die zeigen, was danach unter günstigen Bedingungen (z. B. gute Physiotherapie mit viel Üben) möglich ist. Die meisten von uns dürfen sich glücklich schätzen, einen solchen Schicksalsschlag nicht erleiden zu müssen.

Wie kann man für den Alltag diese Neuroplastizität fördern? Welche Bedingungen sind dafür günstig?

Entscheidend dafür sind unsere Gewohnheiten. Es liegt an uns, gute Gewohnheiten einzuüben und zu fördern und schlechte zurückzudrängen. Einige dieser schlechten Gewohnheiten habe ich oben schon angeführt. Kommen wir zu den guten.

Freude und Freunde kultivieren

Es erschreckt mich immer wieder, wie freudlos und alleine viele Mitmenschen ihr Dasein fristen. Die Freude kommt aber nicht immer nur spontan zustande, wir müssen sie aktiv suchen und kultivieren: Der eine mag an einem geliebten Hobby mit Gleichgesinnten Freude empfinden, der andere tut es alleine bei der Gartenarbeit und wieder andere vielleicht bei der Fahrradtour mit dem Partner oder der Familie.

Sport treiben

Es ist erwiesen, dass Sport die Hirndurchblutung erhöht, die Sauerstoffversorgung verbessert und Abfallstoffe aus dem Gehirn leichter entfernt. Damit einher geht die Produktion wichtiger Botenstoffe, z.B. des BDNF (brain derived neurotrophic factor), die unsere Gehirnzellen und Synapsen zum Sprießen anregen.

Routine unterbrechen

Routine ist wichtig und für viele Lebenssituationen angemessen. Sie erlaubt uns, auf öfter auftretende Situationen automatisch und ohne große geistige Anstrengung zu reagieren. Wir kennen das vom Autofahren, das uns nach einer Weile meist mühelos von der Hand geht, oder vom Radfahren, das wir – ohne darüber nachzudenken und vom Rad zu fallen – ganz gut hinbekommen. Der Vorteil ist: Es wird Energie und Zeit gespart und das Gehirn entlastet. Der Nachteil von zu viel Routine liegt darin, dass zu wenig »Fremdes, Neues« im Gehirn ankommt und wir dadurch verlernen, neue Routinen zu entwickeln oder gänzlich unbekannte Situationen zu meistern. Also ruhig mal das Navi ausschalten und das Ziel selbst finden oder – friedlich – mit einem Menschen diskutieren, der gänzlich andere politische Vorstellungen hat, oder ein neues Hobby angehen, das wir uns schon immer mal zulegen wollten. Warum nicht mal Jonglieren lernen? Es bringt Nervenzellen und Synapsen ganz hervorragend auf Trab!

Musik machen

Aktiv zu musizieren, also ein Instrument zu spielen oder es zu erlernen, scheint einen außerordentlich günstigen Effekt auf unser Gedächtnis und unsere Gehirngesundheit zu haben. Dabei ist das aktive Musizieren besser, als Musik nur passiv zu hören. Letzteres hat aber auch schon einen günstigen Einfluss. Berufsmusiker, die bereits im Kindesalter musiziert und daher seit vielen Jahren üben, scheinen besser vor Demenz geschützt zu sein. Ein Fachmann, nämlich Gunter Kreutz, Professor für Systematische Musikwissenschaften in Oldenburg, sagt: »Das Erlernen eines Instruments in der Kindheit hat über das ganze Leben einen schützenden Effekt auf das Gehirn.« Man hat in einer Studie Zwillinge (mit gleichen Umweltbedingungen) untersucht, von denen nur einer ein Instrument spielte. Der musizierende Zwilling hat sein Demenzrisiko gegenüber dem nicht musizierenden Zwilling um ein Drittel reduziert. Das ist viel!

Wer ein Instrument spielt, muss vielfältige Fähigkeiten gleichzeitig trainieren: Man muss zuhören können, auf Takt und Rhythmus achten, ein Klanggefühl entwickeln und die geschriebenen Noten in Bruchteilen von Sekunden in physische Bewegungen der Hände oder Finger am Instrument umsetzen. Dabei werden die linke und die rechte Gehirnhälfte gefordert und die Synchronisation beider Gehirnhälften besonders trainiert und gefördert. Holen Sie doch Ihr Lieblingsinstrument heraus oder lernen Sie ein Instrument.

Fremdsprachen lernen

Wer eine neue Sprache lernt und sie dann aktiv benutzt, d. h. beruflich in den entsprechenden Sprachraum reist oder wenigstens den Urlaub dort verbringt, oder z. B. mit Gleichgesinnten in einem Sprachzirkel der Volkshochschule aktiv übt und spricht, aktiviert in besonderer Weise beide Gehirnhälften und sorgt dafür, dass neue synaptische Verbindungen zwischen den Gehirnzellen entstehen und der Hippocampus (unser Vermittler zwischen Kurzfrist- und Langfristgedächtnis) gestärkt wird. Eine neue Sprache erweitert den Horizont, lässt uns neue intellektuelle, aber auch emotionale Erfahrungen machen und hält damit unser Gehirn auf Trab, denn das tut nichts lieber, als neue Informationen aufzunehmen und zu verarbeiten. Wir müssen es nur aktiv unterstützen.

Genug schlafen

Ihr Gehirn kann nicht richtig funktionieren, wenn Sie sich nicht um einen gesunden Schlaf bemühen. Das heißt, dass erstens eine Mindestschlafdauer gegeben sein muss, das sind bei den meisten Menschen mindestens sieben Stunden. Zweitens muss die Qualität des Schlafes stimmen, d. h., die wichtigen Tiefschlafphasen, in denen sich der Körper und natürlich auch das Gehirn richtig erholen können, sind absolut zwingend. Über den richtigen Schlaf lesen Sie noch ausführlich im Kapitel »Gesunder Schlaf« (S. 102).

Die Darm-Hirn-Achse

Der Darm wird von den meisten Menschen in seiner allumfassenden Funktion und Wichtigkeit für die Gesundheit grob unterschätzt. Als Probleme kennen wir landläufig nur Durchfall oder Verstopfung. Haben wir die nicht, ist scheinbar alles in Ordnung. Es sind aber nur oberflächliche Symptome. Der Darm ist bei Weitem nicht nur der »Abfalleimer«, für den viele Menschen ihn halten. Zur Darmgesundheit gehört weit mehr. Der Darm, einschließlich seiner Milliarden – meist nützlicher – Bakterien, schützt uns nicht nur generell vor Krankheiten, sondern versorgt uns mit wichtigen Nährstoffen, produziert Vitamine, Hormone und Neurotransmitter fürs Gehirn, ist wichtiger Teil des Immunsystems, schützt vor Giften, Pilzen, Viren sowie anderen Krankheitserregern und eliminiert unbrauchbare oder schädliche Nahrungsbestandteile. Im Darm sind tausendmal mehr Bakterien, als wir Körperzellen haben! Die Prozesse, die im Darm ablaufen, sind so komplex, dass die Wissenschaft heute noch weit davon entfernt ist, sie alle zu verstehen. Man kann davon ausgehen, dass ungefähr rund ein Drittel aller Stoffwechselprodukte im menschlichen Blut von unseren Mikroben im Darm stammen. Beginnen also neurodegenerative Krankheiten wie Alzheimer im Darm? Die Antwort lautet: Nicht nur, aber auch. Denn der Darm und seine ungeheure Bakterienvielfalt üben über biochemische Zwischenprodukte vielerlei Einfluss auf unser Gehirn aus.

Ohne Darmbakterien könnten wir gar nicht leben. Wir sollten unseren Darm also nicht mit Dingen und Verhaltensweisen traktieren, die seine Gesundheit ernsthaft gefährden. Und davon gibt es viele. Da wären z. B. schädliche Arzneimittel, vor allem Antibiotika. Antibiotika waren ehemals Wunderwaffen der Medizin. In den schweren und harten Nachkriegszeiten haben sie tatsächlich Wunder vollbracht und viele Menschen vor gefährlichen Infektionen und Krankheiten bewahrt oder gar geheilt. Leider ist dieses Schwert im Lauf der Jahrzehnte stumpf geworden. Heute ist es leider sogar so, dass die Antibiotika oft mehr schaden als nutzen. Die Ärzte verschreiben sie zu oft, manche Patienten wollen sie gerne nehmen, weil sie schnell und bequem sind. Zudem verlangen viele Patienten eine »Sofortlösung« selbst für banale Erkältungen oder grippale Infekte.

Gegen die Grippe wirken Antibiotika aber überhaupt nicht, da sich ihre Wirkung nur gegen Bakterien richtet. Gegen Viren – und die erzeugen die Grippe – wirken sie gar nicht. So sind Antibiotika in vielen Fällen nicht nur nutzlos, sondern sogar schädlich.

Eine Antibiotikatherapie zerstört die wertvolle Darmflora auf rabiate Art und Weise und hinterlässt im Darm eine Schneise der Verwüstung. Die Darmflora muss dann – mühsam und über viele Wochen und Monate – wieder aufgebaut werden.

Das gilt aber nicht nur für Antibiotika. Auch andere Arzneimittel stören die Darmflora. Gerade hat eine Forschergruppe um Lisa Maier vom Europäischen Molekularbiologischen Laboratorium (EMBL) in

Heidelberg festgestellt, dass häufig eingesetzte Präparate wie Protonenpumpenhemmer (Säureblocker für den Magen) oder Rheuma-Medikamente die Darmflora massiv schädigen können.

Auch wer schlechtes Essen mit leckerem Essen verwechselt und z. B. viel Zucker mit viel Fett isst, also z. B. die beliebten »Nusscremes« (rund 50 % Fett und 50 % Zucker) zum Frühstück oder Croissants mit Marmelade oder Milchschokolade, der traktiert seinen Darm, sorgt für Entzündungen, die sich im Körper ausbreiten können, und nimmt viel zu wenig Ballaststoffe zu sich. Wenn noch zuckerhaltige Getränke dazukommen, legt man die Grundlage für einen geschädigten Darm.

Wir machen uns im Allgemeinen gar keine Vorstellung von dem Wunderwerk, das sich in unserem Darm befindet. Wussten Sie, dass dort mehr Zellen vorhanden sind als in Ihrem Gehirn? Und dass der Darm über vielfältige und mächtige Nervenfaserverbindungen, Hormone und anderen Stoffwechselprodukte sowie Neurotransmitter, z. B. Serotonin, mit dem Gehirn in Verbindung steht? Man spricht in diesem Zusammenhang vom »Darmhirn« oder von der »Darm-Hirn-Achse«. Intuitiv wussten wir das schon immer: Etwas ist uns auf den »Magen geschlagen« oder wir müssen vor Angst oder Aufregung auf die Toilette. Das Wissen über diese Zusammenhänge ist in den letzten Jahren explosiv gewachsen. Das gesamte hochkomplexe System der Darmbakterien wird auch »Mikrobiom« genannt. Die komplizierten Zusammenhänge zwischen Gehirn und Darm hat man in den letzten Jahren in vielfältiger Weise untersucht, um wenigstens etwas von den vielen Zusammenhängen zu enträtseln. Es ist klar, dass sich die vielen Milliarden Bakterien dort in einem fein austarierten Gleichgewicht befinden. Sie reagieren empfindlich auf Störungen und »Missbrauch« durch schlechte Ernährung, Medikamente und falschen Lebensstil (Stress, Hetze, Fast Food, Alkohol, Süßigkeiten).

Das Dauersitzen auf dem Bürostuhl oder gar vor dem Fernseher hilft auch nicht gerade. Wer nicht zum Ausgleich Sport oder viel Bewegung hat, der bekommt nicht nur Verstopfung, sondern wird irgendwann krank. Die »guten« Darmbakterien sind daher einem ständigen Überlebenskampf ausgesetzt. Setzen wir ihnen durch unseren ungesunden

Lebensstil arg zu, werden die »schlechten« Darmbakterien mehr und die »guten« weniger. Blähungen, Toxinbildung, Gärung, Fäulnis und Funktionsverlust im Darm sind die Folgen. Der Darm als zentrale Regelungsstation in unserem Körper kann seine Funktion nicht mehr richtig ausüben. Die Balance verschiebt sich in Richtung Dysfunktion oder gar Krankheit.

Das Gehirn bleibt davon nicht unberührt. Ohne gesunden Darm gibt es kein gesundes Gehirn.

Der Darm muss jeden Tag ungeheure Leistungen vollbringen, die wirklich an Wunder grenzen: Nährstoffe, Vitamine, Hormone und Mineralstoffe aus dem Nahrungsbrei extrahieren, diese dann durch die Darmwand ins Blut transportieren. Also muss der Darm eine gewisse Durchlässigkeit in Richtung Blutgefäße haben. Gleichzeitig muss er aber so dicht sein, dass keine unverdauten Nahrungsmittel und möglichst keine Gifte oder giftigen Stoffwechselprodukte ins Blut hineinkommen, sondern vielmehr ausgeschieden werden. Diese Balance zu halten, ist eine schwierige Daueraufgabe. Dafür ist der Darm von innen mit einer Schleimhautbarriere ausgekleidet, die für Störungen sehr empfindlich ist. Diese Schleimschicht mit ihrem Bakteriensaum muss auch ernährt werden. Das tun wir mit Ballaststoffen in der Nahrung. Wer also zu wenig Ballaststoffe zu sich nimmt, schädigt diese wertvolle Schleimschicht. Sie bekommt Löcher oder wird zu dünn. Dann können diese Löcher im Darm oder – wie die Mediziner sagen – ein »Leaky Gut« (durchlässiger Darm) entstehen. Dies kann durch die oben angeführten schlechten Ess- und Lebensgewohnheiten leicht passieren. Dann beginnt ein Teufelskreis, der nicht nur Ihren Darm, sondern auch Ihren restlichen Körper in Mitleidenschaft zieht.

Klar ist, dass z. B. bei Alzheimerpatienten im Gegensatz zu gesunden Menschen die »Diversität«, d. h. die Vielfalt der verschiedenen Bakterienstämme, stark eingeschränkt und die Struktur (Missverhältnis von guten und schlechten Darmbakterien) außerdem pathologisch verschoben ist. Gleichzeitig steigen die Entzündungsparameter im Darm an. Dies gilt z. B. auch für Menschen, die zu Depressionen neigen. All das kann man in einer Stuhlprobe messen. Diese Menschen haben also einfach viel zu wenig verschiedene Bakterienarten im Darm. Und dann noch zu viele schlechte. Wie in der freien Natur ist dann die Artenvielfalt eingeschränkt, der Lebensraum verarmt. Dann kann es z. B. zu einer ungenügenden Produktion des bereits erwähnten Serotonins kommen. Serotonin, auch gern als »Wohlfühlhormon« bezeichnet, ist ein besonderer Neurotransmitter im Gehirn. Mangelt es daran, bekommen wir schlechte Laune, sind pessimistisch und fühlen uns leicht gestresst. Kommt jetzt noch Fehlernährung dazu, z. B. zu wenig Ballaststoffe, zu wenig Gemüse, zu viel Zucker, Gluten oder zu viel schlechte und zu wenig gute Fette, und viel zu wenig körperliche Bewegung, können die Störungen zunehmen. Die fehlenden Bakterienstämme können ihre vielfältigen Aufgaben im Körper nicht mehr wahrnehmen.

Gluten ist für manche auch ein Problem. Es befindet sich in den meisten Getreidearten: Weizen, Roggen, Gerste, Dinkel oder Hafer. Deutschland ist das Land der Brotsorten und Brotesser. Viele Menschen haben »nur« eine Gluten-Sensitivität: Sie haben zwar nicht die klar diagnostizierbare Erkrankung der Zöliakie, die sie zwingt, Getreide mit Gluten lebenslang strikt zu meiden. Sie leiden trotzdem unter diffusen Beschwerden, z. B. Kopfschmerzen, »Brainfog« (landläufig »Matschbirne« genannt), Blähungen, Allergien oder Gelenkschmerzen.

Gluten kann Entzündungsreaktionen im Darm fördern, von denen Sie zunächst nichts spüren (»Silent Inflammation«).

Das ist dann wie ein Schwelbrand im Darm, der sich schnell im ganzen Körper ausbreiten kann. Der bereits erwähnte Leaky Gut kann dadurch entstehen. Die Entzündung kann sich bis ins Gehirn ausbreiten, wodurch die Symptome leicht erklärbar werden. Umgekehrt sendet das Gehirn auch Signale an den Darm, z. B. um die Produktion von Neurotransmittern anzukurbeln. Das Ganze ist also keine Einbahnstraße, sondern eher eine lebhaft benutzte Strecke, auf der Tag und Nacht wichtige Körpersignale zwischen Hirn und Darm hin- und herfließen bzw. ausgetauscht werden.

Was also ist zu tun? Eine Stuhlprobe bringt heute auf einfache Weise Licht in das komplizierte Dunkel des Darms. Das kann Ihr Arzt oder Heilpraktiker in die Wege leiten, wenn er mit einem entsprechenden Labor zusammenarbeitet. Wer die Ergebnisse des Stuhltests richtig interpretieren kann, der weiß, wie es um die Gesundheit des Darms bestellt ist. Dann kann man diesen krankmachenden Zustand gut therapieren. Je nach Ergebnis kann das bedeuten, dass man z. B. Prä- oder Probiotika nimmt, die Ernährung umstellt, den Zucker weglässt oder vielleicht zuerst die Gifte im Darm eliminieren muss.

Wichtig ist auch, mehr fermentierte Nahrung zu sich zu nehmen, die bei uns oft ein Schattendasein frönt. Fermentierte Nahrung ist ein Lebenselixier für unseren Darm: rohes Sauerkraut, ungezuckerte probiotische Joghurts, eingelegtes, vergorenes Gemüse (z. B. koreanisches Kimchi), japanisches Miso oder der bei uns noch weitgehend unbekannten Natto, den Sie im Kapitel »Das Geheimnis der Japaner« (S. 81) kennenlernen werden.

2. Was Ihnen den Verstand raubt

Der Verstand wird uns in aller Regel nicht geraubt, sondern wir rauben ihn uns durch schlechte Gewohnheiten selbst, indem wir uns einem Lebensstil hingeben, der die Gehirngesundheit unterminiert und dadurch langfristig Schäden an unserem Gehirn verursacht. Inzwischen sind die entscheidenden Risikofaktoren bekannt. Dieses Wissen wollen wir benutzen, diese Risikofaktoren entweder zu eliminieren oder wenigstens zu reduzieren. Ich sehe in meiner Praxis zum Glück immer wieder, dass dies kein frommer Wunsch bleiben muss. Es ist in vielen Fällen möglich, eine Stabilisierung oder gar einer Rückbildung der Demenzproblematik zu erzielen. Diese Erkenntnis allein ist schon sensationell, wenngleich die meisten Mediziner davon nichts wissen wollen. Dies ist aber eine wunderbare Nachricht und gibt den Patienten Hoffnung, selbst etwas gegen das Nachlassen ihres Gehirns tun zu können. Von den Risikofaktoren handelt dieses Kapitel.

Das süße Leben

Zunächst müssen wir uns dem weitverbreiteten Missbrauch von Zucker und »leeren« Kohlenhydraten (Kuchen, Süßigkeiten, Nudeln, Weißbrot etc.) widmen. Das verführerische »süße Leben« ist ein wichtiger Punkt. Das war schon immer so und das wird so bleiben. Wir müssen nicht besonders willensschwach sein, um dieser Verführung im alltäglichen Leben zu erliegen: Wir sind umgeben von süßen, zuckrigen Schleckereien aller Art und sogar »richtiges Essen«, besonders Fertiggerichte, ist oft mit ungesunden Inhaltsstoffen vollgestopft, wovon Zucker einer der schädlichsten ist. Dabei kommt der Körper grundsätzlich mit ganz wenig Zucker zurecht: Wir haben z. B. im nüchternen Zustand nur ca. 5 Gramm Zucker im Blut. Im ganzen Körper. Das ist ja schon fast erschreckend wenig. Es zeigt, dass die Evolution uns genetisch so ausgestattet hat, dass wir praktisch überhaupt keinen Zucker aus der Nahrung zu uns nehmen müssen. Die Leber kann das bisschen Zucker das gebraucht wird, gut selbst erzeugen.

Die meisten aber langen kräftig zu: Wissen Sie, wie viel Zucker der Durchschnittsdeutsche zu sich nimmt? Raten Sie mal! 20 Gramm, 30 Gramm, 50 Gramm? Wer bietet mehr? Es sind sage und schreibe fast 100 Gramm täglich. Also rund 35 Kilogramm Zucker in einem Jahr. Ein richtiger schwerer Sack voll! Diese Zuckermengen kann auch der robusteste menschliche Organismus auf Dauer nicht verkraften. Diabetes ist in breiten Bevölkerungskreisen auf dem Vormarsch. In Deutschland gibt es rund 7 Millionen Diabetiker, also ungefähr 8 % der Bevölkerung. Wenn nichts geschieht, werden es demnächst 10 % sein, die unter Diabetes leiden. Viele wissen noch gar nichts davon, die Dunkelziffer ist hoch, denn Diabetes verursacht keine Schmerzen und bleibt lange unentdeckt.

Vielleicht hat sogar Ihr Arzt mal gemessen und gesagt: »Alles in Ordnung.« Routinemäßig wird leider immer nur der Nüchternblutzucker gemessen. Der kann niedrig sein, da Sie ja meist 12 Stunden oder sogar länger nichts gegessen haben, bevor die Messung in der Praxis durchgeführt wird. Trotzdem kann ihr Zuckerstoffwechsel gestört sein. Deshalb muss auch der HbA_{1c} bestimmt werden (S. 49).

Unsere leichte Verführbarkeit mit dem Ergebnis, dass man letztlich doch zu den süßen Sahnetörtchen, den Plätzchen, dem Kuchen und der Schokolade greift, ist uns angeboren. Schon Säuglinge bevorzugen, was süß schmeckt. Das hat die Evolution so eingerichtet, um uns vor dem Verhungern zu schützen. In den hunderttausenden Jahren der menschlichen Entwicklung war es ein großer Vorteil, dass wir sofort zugegriffen haben, wenn wir das sehr seltene Glück hatten, irgendwo konzentrierte Kohlenhydrate (vielleicht eine süßliche Pflanze, eine Frucht oder gar Honig) irgendwo zu ergattern. Diese genetische Ausstattung ist heute noch in uns vorhanden. Noch vor 100 Jahren war Zucker im Wesentlichen ein Gewürz, das entsprechend selten und fein dosiert eingesetzt wurde. Jederzeit verfügbares Essen und Supermärkte an jeder Ecke, mit unwiderstehlich duftenden Leckereien, hat die Evolution aber leider nicht vorausgesehen. Das ging alles viel zu schnell. Deswegen müssen wir mit dem Verstand die Sucht oder zumindest die Vorliebe für Zucker überwinden. Das ist oft leichter gesagt als getan. Wenn wir gerade gegessen haben und gut gesättigt sind, mag die Beherrschung noch siegen. Wenn man hungrig an einer Bäckerei vorbeigeht und den Duft von frischen Baguettes oder köstlichem Apfelkuchen mit Vanillesoße schon von Weitem riecht, ist das verdammt schwer. Wer gewohnheitsmäßig auch noch zu Süßgetränken greift, für den wird es doppelt hart.

Ideal wäre es, wenn man schon Kinder davon abhielte, eine zu starke Bevorzugung allen »Süßkrams« zu entwickeln. Da wir alle Gewohnheitsmenschen sind, ist dies nicht so schwer, wenn man früh genug damit anfängt. Ein gelegentliches Eis, ein Stück Kuchen oder ein Stück Schokolade ist natürlich erlaubt und unbedenklich. Leider meinen manche Eltern, durch restriktiven Gebrauch von Zucker bzw. Süßigkeiten den Kindern etwas wegzunehmen, sie gar zu »bestrafen«. Das Gegenteil ist aber tatsächlich der Fall: Die Eltern tun dem Kind einen unschätzbaren Gefallen, denn es wird mit hoher Wahrscheinlichkeit vor vermeidbaren Zahnschäden, Leberverfettung, Gewichtszunahme und damit Neigung zu Gesundheitsschäden mit all den negativen Konsequenz bewahrt und es hat sogar ein niedrigeres Krebsrisiko. Leider beschränken sich die schädlichen Auswirkungen des übermäßigen Zuckergenusses nicht auf diese Krankheiten.

Sehr lange Zeit haben Ärzte gar keinen Zusammenhang zwischen Hirnerkrankungen bzw. einer verminderten Leistungsfähigkeit des Gehirns und hohem Zuckergenuss gesehen. Zahnschäden und Diabetes waren praktisch das Einzige, was bekannt und gesichert war. Das hat sich in den letzten Jahren gründlich geändert. Die Beweise für die zerstörerische Kraft des übermäßigen Zuckergenusses – auch im Gehirn – sind inzwischen erdrückend. Manche Ärzte sprechen inzwischen bei Alzheimer sogar von »Diabetes Typ 3«. Man hat also inzwischen erkannt, dass die gleichen Gefäß- und Nervenschäden, die der viele Zucker begünstigt, z. B. im Auge (Netzhauterkrankungen bis zur Erblindung), in der Niere (bis hin zur Dialyse) und in den Beinen bzw. Füßen (bis zur Amputation) auch im Gehirn eine krankmachende Rolle spielen. Wir wissen alle, dass das versehentliche Verschütten eines zuckrigen Getränks eine zähe und klebrige Masse auf dem Tisch erzeugt. Genau das Gleiche spielt sich in den sehr dünnen Gefäßen im Gehirn ab. Unsere winzigen roten Blutkörperchen verzuckern regelrecht, machen zuckrige Ablagerungen, verengen damit die Gefäße, behindern den wichtigen Blutfluss und bewirken letztlich sogar eine stille Entzündung. Diesen Stress halten die Nervenzellen nur eine begrenzte Zeit aus. Irgendwann sterben sie ab. Besonders betroffen ist wieder mal der Hippocampus. So kann man sich leicht vorstellen, dass dies über die Jahre zu merklichen Schäden im Gehirn führt, mit Auswirkungen auf Gedächtnis und Gehirngesundheit.

Was die meisten nicht wissen: Zucker und Fett können nicht gleichzeitig gut verstoffwechselt werden.

Ein weiterer Aspekt ist die negative Beeinflussung des Darmmilieus, dessen Wichtigkeit Sie ja im vorigen Kapitel über die Darm-Hirn-Achse (S. 37) kennengelernt haben. Der viele Zucker verursacht Gärungsprozesse im Darm, die die schlechten Darmbakterien vermehren und die guten vermindern. Der häufige Candida-Pilz, aber auch andere Pilzarten ernähren sich genussvoll von dem vielen Zucker und gedeihen dort prächtig. Darmbakterien können die Fettverbrennung ankurbeln oder bremsen. Die Kombination von Zucker und Fett (z. B. Nuss-Nugat-Creme) ist besonders ungünstig und vermindert die Lipasen, das sind fettverbrennende Enzyme. Wer regelmäßig Zucker und Fett kombiniert (erst ein Steak oder den fetten Schweinebraten oder viel Wurst und Käse, dann das Vanilleeis oder die Schokotorte zum Nachtisch), der kann garantiert nicht abnehmen, er zerschießt sich seinen Stoffwechsel und züchtet jede Menge schlechte und krankmachende Darmbakterien.

Also genau die Kombination von Nahrungsmitteln, die uns besonders gut schmeckt: süße Nusscreme, Kuchen, Pizza, Nudeln mit schön fettiger Soße, Hamburger, Fertigessen oder Schokolade und Süßigkeiten aller Art. Die Lebensmittelindustrie »optimiert« diese Produkte weiter mit viel Zucker und Fett. Damit kann der Körper nur sehr schlecht umgehen, besonders, wenn sowieso zu viele Pfunde auf den Hüften sind, denn dann ist der Fettstoffwechsel von vornherein stark eingeschränkt und es entsteht ein Teufelskreis: Entzündungsbotenstoffe nehmen zu, die ihrerseits die Insulinresistenz verstärken. Der Fettstoffwechsel verschlechtert sich weiter, das Übergewicht steigt weiter an ... Denken Sie an unseren Steinzeitmenschen. Der hatte in aller Regel nie ein »Menü« zur Verfügung. Ganz im Gegenteil: Er war froh, wenn er überhaupt etwas zwischen die Zähne und auf die Rippen bekam. Das war manchmal ein Tier, das er erbeuten konnte, also eine reine Fleischmahlzeit. Dann vielleicht ein paar Beeren, Gräser oder Wurzeln – als Ausnahme ein paar saure Früchte, aber nie an einem Tag eine Kombination von alledem, das war praktisch ausgeschlossen. Es wurden also fast nie Fett und Kohlenhydrate kombiniert. Der Steinzeitmensch kannte daher weder Fettstoffwechselstörungen noch Insulinresistenz.

Verantwortlich dafür, dass wir Zucker und Fett so schlecht gemeinsam vertragen, ist der sogenannte Randle Cycle, ein biochemischer Mechanismus, der unseren Körper entweder auf Kohlenhydrat- oder Fettstoffwechsel einstellt. Aber nicht beides gleichzeitig!

Versuchen Sie also – so gut es geht –, konzentrierte Kohlenhydrate und fetthaltige Speisen zu trennen bzw. nicht allzu viel davon gemeinsam zu essen.

In der Praxis ist das manchmal schwierig, denn Fett und Kohlenhydrate kommen oft gemeinsam in unseren Speisen vor, z. B. auf dem Wurst- oder Käsebrötchen oder in der allseits beliebten Schokolade. Man braucht darin nicht perfekt zu sein. Es geht nur um das Prinzip und ein Bewusstsein dafür. Sie wollen ja gesund und schlank bleiben. Der gesunde Körper – möglichst mit wenig oder gar keinem Übergewicht – kann sehr gut beides verstoffwechseln. Das nennt man metabolische Flexibilität und die wollen wir anstreben. Es wird nur dann deutlich schwieriger, wenn beides, nämlich Kohlenhydrate und Fett, gleichzeitig und in konzentrierter Form zusammen gegessen werden (also nicht zuerst den Hamburger und gleich die Schokotorte als Nachtisch, wie oben beschrieben).

Da wir gerade bei den Kohlenhydraten sind: Was ist denn nun mit den überall gepriesenen – angeblich so gesunden – Früchten? Die enthalten doch auch Zucker, nämlich Fruchtzucker. Ist der nicht gesund? Fruchtzucker gilt den meisten als »gesunder Zucker«, da er ja vom »natürlichen« Obst stammt und daher gesund sein muss. Dieser Schein trügt. Obst in Maßen verzehrt ist gesund (»An apple a day keeps the doctor away«). Wenn es bei einem Apfel bleibt, ist das wunderbar. Allerdings ist für Menschen mit schlechtem Kohlenhydratstoffwechsel, vor allem für Diabetiker, gerade die erhöhte Aufnahme von Fruktose alles andere als harmlos. Zucker ist Zucker. Wer viel davon isst, kann langfristig das sogenannte »metabolische Syndrom« bekommen, eine fiese Kombination von Adipositas, Bluthochdruck, Fettstoffwechselstörungen, Insulinresistenz und letztlich Diabetes. Was bedeutet »Insulinresistenz« denn genau? Sie entsteht, wenn eigentlich genug Insulin im Körper vorhanden ist, die Zellen, in die der Zucker als Energielieferant ja hinein soll, sich aber trotzdem nicht öffnen. Bildlich gesprochen ist Insulin der Schlüssel zu dem »Vorhängeschloss«, das an jeder Zelle hängt und erst aufgeschlossen werden muss, damit die »Tür« zur Zelle aufgeht. Wenn aber zu viele Entzündungsstoffe im Blut zirkulieren, z. B. durch starkes Übergewicht oder andere Begleitprodukte des Fettstoffwechsels, funktioniert das Insulin nicht mehr. Seine Signalwege werden blockiert und statt in die Zellen zu gelangen, verbleibt der Zucker im Blut, verursacht dort im Laufe der Zeit Gefäßschäden und der Blutzucker steigt.

Diabetes ist tückisch. Ob Sie Diabetes oder »Prä-Diabetes« haben, merken Sie zunächst gar nicht. »Prä-Diabetes« ist eine Vorform. Die meisten Menschen mit Prä-Diabetes erfahren davon nur durch eine Zufallsmessung beim Hausarzt. Wenn Sie das feststellen wollen, dann lassen Sie bitte nicht nur den Nüchternblutzucker messen (der sollte unter 90 mg/dl liegen), sondern auch den sogenannten Hba_{1c} (glykiertes, also »verzuckertes« Hämoglobin), das ist der Langzeitzucker, der ein genaueres Bild über die letzten 6–8 Wochen Ihres Zuckerhaushaltes gibt. Dieser Wert sollte am besten unter 5,6 % liegen.

Süße Früchte – häufig und viel genossen – sind daher gar nicht so gesund. Früchte enthalten die beiden Einfachzucker Fruktose und Glukose, die beide rasch verstoffwechselt werden und den Blutzuckerspiegel schnell in gesundheitsschädliche Höhen treiben. Deshalb sind Früchte keine supergesunden Lebensmittel. Ja, in Früchten sind auch Vitamine, sekundäre Pflanzenstoffe, Ballaststoffe und Spurenelemente enthalten. Die brauchen wir unbedingt. Aber der hohe Zuckergehalt vieler Früchte macht bei hohem Früchteverzehr die Gesundheitswirkung wieder zunichte. Jeder kann sich ausrechnen, dass man z. B. mit süßen Früchten wie Weintrauben, Feigen, Datteln, Mangos, Süßkirschen oder süßen Äpfeln ganz schnell mal 100 Gramm Zucker oder mehr aufnehmen kann. Das wäre schon deutlich zu viel für einen Tag. Der Zucker kann nämlich so schnell gar nicht verbraucht werden, er bewirkt einen hohen Insulinausstoß, stresst damit unsere Bauchspeicheldrüse und wird letzten Endes in der Leber in Fett umgewandelt, das auf den Hüften und am Bauch landet.

Deswegen wundern sich manche, dass sie trotz »gesunder Ernährung« mit »viel Früchten« nicht abnehmen.

Gegen einen Apfel täglich oder ein paar Kirschen ist natürlich nichts einzuwenden. Damit kann unser Körper schon fertigwerden. Grundsätzlich sollte man jedoch Gemüse in allen Variationen den Vorzug geben. Gemüse kann alles, was Früchte auch können, und das mit einem verschwindend geringen Zuckergehalt. Gemüse ist daher insgesamt deutlich gesünder. Es hat generell eine wesentlich höhere Nährstoffdichte, enthält also mehr Vitamine und Mineralstoffe als Früchte, und lässt unseren Insulinspiegel niedrig, wodurch weniger Fett gespeichert wird. Denken Sie daran, dass Sie über den Verzehr von Kohlenhydraten (Brot, Kartoffeln, Nudeln) letztlich auch Zucker aufnehmen, denn die Kohlenhydrate werden in verschiedenen Stoffwechselschritten zu Einfachzuckern verstoffwechselt. Kaufen sollten Sie Ihr Gemüse natürlich vom Biobauern.

Man muss aber nicht unbedingt total zuckerfrei leben. Das ist unrealistisch. Und Genuss gehört zum Leben dazu. Wenn man mal Lust auf etwas Süßes hat, dann kann man z. B. auf diejenigen Früchte zurückgreifen, die relativ wenig Zucker enthalten und daher eine bessere Gesundheitswirkung entfalten. Also die beliebten Bananen oder gar Feigen einfach mal liegen lassen und vor allem zu Beerenfrüchten greifen: Brombeeren, Himbeeren, Blaubeeren, Johannisbeeren. Auch Erdbeeren gehören dazu, wenn sie nicht überreif bzw. zu süß sind. Beerenfrüchte sind besonders gut für unser Gehirn, da der hohe Gehalt an Flavonoiden, Polyphenolen und Anthocyanen die freien Radikale entschärfen und für gesunde Gefäße sorgen kann.

Rezept als Praxisbeispiel gefällig?

Man kann in einer Minute eine wunderbare Zwischenmahlzeit aus frischen oder gefrorenen Beerenfrüchten, etwas Magerquark oder zuckerfreiem Joghurt zaubern. Einfach die Blaubeeren, Brombeeren oder Himbeeren in den Mixer geben oder den Pürierstab benutzen, etwas gesundes Öl dazugeben (z. B. Walnuss-, Raps- oder Olivenöl), kurz durchmixen und schon hat man eine köstlich schmeckende und gesunde Belohnung für zwischendurch.

Jetzt wissen Sie, warum bei mir eine Hand voll Beeren täglich auf dem Speiseplan steht. Ich will meine Gefäße nicht verzuckern, erst recht nicht die in meinem Gehirn.

Gifte: Quecksilber, Aluminium und Co.

In unserer Umwelt, in der Luft, am Arbeitsplatz lauern vielfältige Gefahren für unseren Körper und besonders unser Gehirn. Da ist zum einen die sogenannte »moderne« Landwirtschaft: Pestizide, künstliche Dünger, Fungizide, Herbizide, von denen Glyphosat nur ein unrühmliches Beispiel ist. Das alles sind »endokrine Disruptoren«, d. h., sie verwirren und schädigen unser endokrines Hormonsystem, weil diese Schadstoffe nicht nur ein Gift sind, sondern eine hormonähnliche Wirkung haben und auf schädigende Art und Weise mit den »echten« Hormonen interagieren und zu hormonellen Fehlregulationen führen (z. B. Östrogen, Progesteron, Testosteron, auch Schilddrüsenhormone und viele andere). Dazu gehören auch Plastikbestandteile und Rückstände von Kosmetika in unseren Lebensmitteln oder Bisphenol-A, das z. B. in Plastikbeschichtungen von Metallbehältern, in denen Nahrungsmittel aufbewahrt werden, vorkommt. Auch bestimmte Weichmacher, die zur Herstellung von Kunststoffen eingesetzt werden, zählen dazu. Messbares Zeichen dieser Entwicklung ist z. B. die Tatsache, dass Anzahl und Qualität der männlichen Spermien immer mehr zurückgehen, da die Männer nicht nur die Giftwirkung der erwähnten Stoffe erleiden müssen, sondern noch zusätzlich durch die Einleitung der Rückstände der »Pille« in unser Kanal- und Abwassersystem und damit letztlich in unsere Trinkwasserversorgung einer schleichenden »Feminisierung« mit weiblichen Hormonen ausgesetzt sind. Das ganze endokrine System – bei Frauen und Männern – wird durch diese Gifte belastet, einschließlich der Hormone, die auch im Gehirn wirksam und für die Gesundheit unserer Nervenzellen besonders wichtig sind (z. B. Testosteron oder Progesteron).

Leider ist das noch nicht alles. Die moderne Stadtluft ist in vielen Städten dreckig, was nicht nur an alten Dieselfahrzeugen, sondern auch am Feinstaub und dem krebserregenden Benzol aus dem Autoverkehr liegt, dazu kommen Kohlenmonoxid und Stickoxide. Alte Kaminöfen sind mit ihrem Feinstaubausstoß auch eine bedeutende Schadstoffquelle. Wenn Sie einen Kamin riechen, wissen Sie, dass Sie Feinstaub sowie lungenschädigende Partikel und Ruß einatmen. Alle diese Stoffe setzen unserer Gesundheit arg zu und machen natürlich nicht vor unserem Gehirn halt. Nase und Gehirn sind eng miteinander verbunden. Dann haben wir vielleicht noch alte Amalgamfüllungen im Mund, die dort über viele Jahre und durch den täglichen Abrieb geringe Mengen Quecksilber in den Blutkreislauf abgeben. Die jahrelange chronische Belastung und die bevorzugte Ablagerung von Giften im Fettgewebe – auch im Gehirn gibt es davon mehr als genug – führt unweigerlich zu Schäden an den Nervenzellen.

Außerdem sitzen wir in Büros, in denen Kopiermaschinen oder Laserdrucker stehen, die giftigen Tonerstaub, der ebenfalls Quecksilber enthält, in die Büroluft blasen. Die mikrofeinen Partikel dringen tief in unsere Lungen ein und damit in den Blutkreislauf. Die alten Kohlekraftwerke, die leider immer noch nicht abgeschaltet sind, emittieren ebenfalls große Mengen an dem langlebigen Quecksilber, das die sogenannte »Blut-Hirn-Schranke« leicht durchdringen kann und sich dann im Gehirn festsetzt und dort seine Giftwirkung entfaltet. Alufolie wird immer noch gerne benutzt, obwohl man schon lange weiß, dass das hochgiftige Aluminium ein Risikofaktor für chronische Hirnerkrankungen ist. Sie sollte in Lebensmittelverpackungen oder um Essen im Kühlschrank aufzubewahren, nicht benutzt werden. Besonders dann nicht, wenn heißes oder fettiges Essen eingepackt werden soll.

Aluminium

Aluminium lässt Hirnzellen schneller absterben, vermindert Wachstumsfaktoren im Gehirn (BDNF), baut das Amyloid in die giftige Form um, was das Verklumpen von Ablagerungen im Gehirn begünstigt. Es entstehen vermehrt Entzündungen, die den Krankheitsprozess beschleunigen. Aluminium steckt nicht nur in der Alufolie, sondern wird sogar in Blistern (Verpackung) von Tabletten gefunden oder in Arzneimitteln selbst (z. B. Antazida, also Magensäureblockern). Auch in Deosprays und Kosmetika ist es vorhanden.

Plastik und Mikroplastik findet sich inzwischen nicht nur in unseren Flüssen und im Meer, sondern sogar auch in Lebensmitteln, weil Mikroplastik in der Abfallentsorgung überhaupt nicht herausgefiltert wird und daher weit durch die Luft getragen werden kann und auf Äckern und Feldern in Pflanzen gelangt. Damit landen diese winzig kleinen Partikel letztlich in unseren Kochtöpfen. Selbst wenn wir beim Bäcker Laugengebäck kaufen, lauert Gefahr: Wenn das Laugengebäck mit Aluminiumblechen in Kontakt kommt, wird die schützende Oxidschicht auf dem Blech angegriffen und das Aluminium kann in die Backwaren übergehen.

Fragen Sie Ihren Bäcker, ob er ein schützendes Backpapier als Kontaktschutz bei Laugengebäck benutzt, um die Gefahr zu bannen.

Eine weitere schleichende Giftwirkung auf unseren Organismus und damit auch auf das Gehirn geht auf das Konto des flächendeckenden Einsatzes von Pestiziden, Herbiziden und Fungiziden, nebst künstlichen Düngern und Ammoniakbelastung (neurotoxisch) durch überdimensionierte Tiermastanlagen in der modernen industriellen Landwirtschaft. Der Pestizideinsatz ist in den letzten 50 Jahren explosionsartig gestiegen. Kein Wunder: Er macht die Arbeit der Landwirte müheloser und schneller und man kann dadurch mehr Land mit weniger Personal bewirtschaften. Leider zahlen wir für diese Entwicklung einen hohen Preis: Die Evolution hat uns auf diese schleichenden Giftmengen nicht vorbereitet und deswegen haben wir keine guten körpereigenen Entgiftungsmöglichkeiten. Neurologen ist das »Bauernzittern« als Symptom bekannt, das als Auswirkung des hohen Pestizideinsatzes zu Parkinson-Symptomen bei Landwirten führen kann. Diese werden ungewollt selbst Opfer ihrer eigenen landwirtschaftlichen Produktionsmethoden, weil sie den Schalmeienklängen einer großen und mächtigen Chemie- und Pestizidindustrie nach einer »effizienten« und »sauberen« Landwirtschaft gefolgt sind. Der »Nutzen« ist vermeintlich sofort da. Die ökologischen und gesundheitlichen Schäden zeigen sich erst nach Jahren. Die Bauern bezahlen das Ganze mit der wichtigsten Währung, die sie haben: mit der eigenen Gesundheit. Aus diesen Gründen empfehle ich jedem, seine Lebensmittel nur bei ökologisch wirtschaftenden Biobauern zu kaufen: erstens wegen der meist deutlich geringeren Giftmengen in diesen Produkten und zweitens wegen der generellen Unterstützung dieser Art Landwirtschaft, die gesunde Lebensmittelproduktion mit dem ökologischen Schutz unserer Felder, Wiesen und Gewässer verbindet. Auch unsere Kinder und Enkel sollen eine lebenswerte Natur vorfinden, mit Bäumen, Sträuchern, Hecken, mäandernden Bächen, Bienen, Feldhasen und Schmetterlingen, und keine langweiligen und ausgeräumten Landschaften mit öder, industrieller Monokultur.

Nun will ich nicht nur schlechte Nachrichten verbreiten. Unser Organismus hält auch etwas aus. Man kann ihn durchaus mal belasten. Wir haben Entgiftungssysteme und können über Leber, Niere, Lymphe, Darm, Urin und Haut Gifte ausscheiden. Doch woher weiß man, ob man mit Giften belastet ist? Es gibt verschiedene Nachweismethoden: Man kann z. B. eine Haarmineralanalyse durchführen, die die Belastung zeigt. Falls die Werte zu hoch sind, kann man einen Organismus schrittweise entgiften. Das ist leider oft nicht leicht und kann mehrere Monate oder sogar Jahre dauern. Sie haben schon im Kapitel über die Mitochondrien (S. 18) gelernt, dass z. B. PQQ (Pyrrolochinolinchinon) eine Möglichkeit ist, das Quecksilber aus dem Gehirn auszuleiten. Ähnlich wirken Alpha-Liponsäure und Selen. Aus der Naturheilkunde kennt man vielfältige Möglichkeiten der Ausleitung, z. B. eine Kur mit Koriander, Bärlauch, Chlorella-Algen und Mariendistel. Es gibt auch Chelat-Substanzen, die Gifte binden und ausleiten können. Das Kapitel »Entgiftung« ist allerdings komplex. Suchen Sie sich dafür einen guten Arzt oder Heilpraktiker, der sich damit auskennt.

Stress: Achtung, Daueralarm!

Der »Stress« scheint heute allgegenwärtig zu sein und es geschafft zu haben, auch in die entferntesten Bereiche unseres beruflichen und privaten Lebens zu kriechen, quasi wie ein Fluch, den wir nicht mehr loswerden. »Stress« ist offensichtlich überall und kaum einer scheint sich davon befreien zu können. Es sieht auch nicht so aus, als wäre Besserung in Sicht. Wir leben nicht mehr in der langsamen Zeit unserer Vorfahren, die weitgehend dem Wechsel der Jahreszeiten gefolgt sind, ihre Felder bestellt sowie mit und von der Natur gelebt haben. Die Nachbarn waren ebenfalls Bauern oder Handwerker und man lebte in einer Gemeinschaft, in der gegenseitige Unterstützung und

Zusammenarbeit überlebenswichtig waren. Jeder brauchte jeden und jeder half jedem. So entstand Gemeinsamkeit und das schöne Gefühl, in einer Gemeinschaft aufgehoben zu sein. Der Alltag verlief langsam und gemächlich und war von wiederkehrender und bekannter Routine geprägt. Stress gab es auch damals schon: Die Ernte konnte verhagelt sein, die Tochter nicht den »richtigen« Mann finden und nervige Verwandte gab es auch damals. Trotzdem war diese Form des Stresses nicht mit der heutigen zu vergleichen. Der damalige Stress war punktuell oder zumindest nie von richtig langer Dauer und wurde durch harte körperliche Arbeit schnell auf physiologische Art und Weise ausgeglichen.

Heute ist das anders. Es fängt zunächst harmlos an. Wir wollen oft zu viel: eine tolle berufliche Karriere, ein harmonisches Leben mit dem Partner, Freunde, vielleicht Kinder, dazu spannende und abwechslungsreiche Freizeit, Urlaub, Weiterbildung, sportliche Betätigung und Zeit für Muße usw. Die Liste ist lang und überfordernd. Dann kommen die Krisen: Das Viele, das wir gleichzeitig wollen, erzeugt Hetze und Ruhelosigkeit in Beruf oder der Partnerschaft. Wenn gar Scheidung oder Arbeitslosigkeit drohen, beengte Wohnverhältnisse hinzukommen, schreiende Kinder und ein schwieriger Chef, dann wird es eng mit unserem seelischen Gleichgewicht und wir laufen zwangsläufig in Stresssituationen hinein, die wir nicht mehr kompensieren können. Es ist ein Stress, der schlaucht, der unter Druck setzt und der unausweichlich scheint. Wenn dieser Zustand lange anhält, werden wir an Körper und Seele krank. Am Ende steht der »Burnout«.

Stress ist allerdings nicht nur schlecht. Wer Stress hat, muss nicht immer krank werden. Stress kann auch bereichern, motivieren, begeistern und sogar glücklich machen, z. B. wenn wir verliebt sind.

Der wunderbare Zustand des Verliebtseins ist biologisch gesehen auch Stress für unseren Körper. Wir empfinden das aber gar nicht als Stress, sondern eher als ein berauschendes Glücksgefühl. Stress kann daher manchmal gut sein, denn er macht uns wach, aktiv und hilft uns, für anstehende Probleme Lösungen zu finden, und erhöht unsere Ausdauer und Leistungsbereitschaft. Schädlich und krankmachend ist Stress nur, wenn er chronisch wird und ständig mit Frusterlebnissen verbunden ist. Nämlich dann, wenn wir wenig oder gar keine Möglichkeit haben, diesem aus dem Weg zu gehen oder gestaltend einzugreifen. Der erwähnte schwierige Chef, dem man nicht ausweichen kann, oder eine aggressive, kalte und lieblose Partnerschaft, gar der Tod eines nahen Angehörigen, sind solche »Super-Stressoren«. Es ist leicht einsehbar, dass die lang anhaltende Überflutung mit Stresshormonen, also ein ständig erhöhtes Adrenalin, Noradrenalin und Kortisol, mit chronisch ausgelöstem Kampf- oder Fluchtverhalten, nicht nur für unser Wohlbefinden schlecht, sondern auch für unser Gehirn Gift ist. Viele Nervenzellen gehen zugrunde, wenn diese Phase nur lange genug anhält. Chronisch erhöhte Stresshormone sind auch toxisch für das Gehirn.

Hinzu kommt in den letzten Jahren ein »Stressor«, auf den unser Gehirn von der Evolution überhaupt nicht eingestellt ist: die ständige Erreichbarkeit und ein Überangebot von nicht enden wollenden Informations-Stimuli. Was waren das noch Zeiten, als man dem Geschäftspartner sagen konnte: »Der Scheck ist in der Post«, oder: »Die Rechnung ist noch nicht da, keine Ahnung wo die steckt.« Die heute als »Schneckenpost« titulierte, normale Briefpost war der Standard, dem sich alle fügen mussten. Schneller ging es nicht. Ein Fax war schon ein schneller Fortschritt. Diese »gemütlichen« Zeiten sind lange vorbei. Manch einer wird sich wehmütig daran erinnern. Die Jüngeren unter meinen Lesern werden diese Zeit gar nicht mehr erlebt haben. Heute herrscht das Gesetz der Geschwindigkeit und der angeblichen »Effizienz«. Die großen Konzerne der Software-Industrie, die Microsofts, Apples und Googles dieser Welt, sorgen dafür, dass wir in einem ständig schneller werdenden Rattenrennen gefangen zu sein scheinen, dem wir uns nicht entziehen können. Das Smartphone von heute ist doppelt so schnell wie das alte. E-Mails sind in einer Sekunde von

New York nach Tokio geschickt. Würde eine E-Mail fünf Minuten dauern, bis sie den Empfänger in Tokio erreicht, wäre das untragbar langsam. Ständige Erreichbarkeit ist Trumpf. Die Kollegen senden E-Mails und Messages auch nach Feierabend. Und erwarten natürlich noch heute Abend eine Antwort. Alles muss schnell gehen, man will ja »Zeit gewinnen«. Paradoxerweise wird für kaum etwas so viel Zeit verplempert wie mit der Bedienung, den ständigen Updates, den vielen Junkmails, gar nicht zu reden von Pishing-Nachrichten und Bedrohungen durch Viren und sonstige elektronische Bösartigkeiten und insgesamt dem komplizierten Zusammenspiel all dieser sogenannten »elektronischen Helfer«, die uns angeblich ja alle »Zeit sparen« sollen.

Der Smartphone-Nutzer schaut durchschnittlich ca. 80-mal pro Tag aufs Handy, Tendenz steigend. Manche schaffen locker das Doppelte oder Dreifache.

Das allgegenwärtige Smartphone macht es nicht besser. Manch einer hat es sogar eingeschaltet auf dem Nachttisch liegen. Ganz Eifrige stellen ihr Smartphone oder den Laptop so ein, dass immer ein Piepston ertönt, wenn gerade eine neue Nachricht ankommt. Wer Zeit hat – einfach nur so –, ist ein Loser, ist offensichtlich nicht aktiv, nicht gefragt. Nur wer keine Zeit hat, ist nach dieser Logik wichtig und bedeutend. Zumindest scheint das so. »Keine Zeit haben« ist zu einem verrückten Statussymbol geworden. Die moderne Technik verspricht »mehr Zeit« oder »mehr Effektivität« oder »mehr Spaß«. Aber oft tritt nichts von alledem ein, sondern genau das Gegenteil: Wir verplempern unsere Zeit und daddeln auf den Geräten herum oder fluchen, weil unsere Inbox 50 neue Nachrichten enthält. Dann hadern wir mit dieser sinnlos vertanen Zeit, die »plötzlich« verschwunden ist, stressen unseren Körper chronisch, bewegen uns zu wenig und kommen nicht wirklich zu erholsamer Ruhe. Das kann nicht gut gehen.

Man kann natürlich sehr wohl all die moderne Technik in vorteilhafter Weise nutzen und sie sich untertan machen, wobei man selbst souverän der Boss bleibt und tatsächlich Zeit spart. Das geht. Ist aber sehr selten. Man braucht dazu strenge Disziplin und darf sich nicht ständig ablenken lassen.

Facebook, Twitter, Instagram und wie sie alle heißen, sind so programmiert, dass sie süchtig machen. Sie saugen alle unsere Aufmerksamkeit wie Kraken in sich hinein und erzeugen – wie alle Süchte – langfristig körperliche und seelische Schäden.

Was bedeutet das alles für unser Gehirn? Wir dürfen nicht vergessen, dass wir ein Gehirn haben, dessen Grundstrukturen Hunderttausende Jahre alt und daher auf diesen modernen, hektischen und digital-elektronischen Lebensstil überhaupt nicht eingerichtet ist. Äußere Reize waren für den Steinzeitmenschen überlebenswichtig. Jedes Geräusch, jedes Rascheln im Gebüsch konnte Lebensgefahr bedeuten. Wenn dies ein oder zwei Mal pro Tag geschah, konnte der Organismus leicht damit umgehen und diese Stresssignale unproblematisch verarbeiten (Kampf, Flucht, Ruhephase). Heute ist das anders: Physiologisch betrachtet, schalten wir unser Gehirn chronisch und viel zu häufig auf solche Reaktionsmuster, die dem Körper eine Alarmsituation signalisieren und ihn darauf vorbereiten, entweder zu fliehen oder zu kämpfen. In Wirklichkeit ist aber nichts von alledem da. Das bewirkt eine ständige Ausschüttung von Dopamin, Noradrenalin und Adrenalin. Blutdruck und Zuckerspiegel steigen chronisch an. Gleichzeitig werden wir süchtig nach Abwechslung und Neuigkeiten.

Digitale Medien appellieren intensiv an zwei angeborene und damit starke menschliche Grundbedürfnisse: unsere Neugier und die Sehnsucht nach menschlichen Kontakten.

Diese Grundbedürfnisse lassen sich nicht abschalten, weil sie Teil unserer Biologie sind. Deswegen funktionieren sie so »gut«: Dopamin, unser Neuigkeits- und Belohnungshormon, lässt uns ständig nach dem nächsten »Kick« gieren. Die ständige kurze Dopaminausschüttung bewirkt ein kurzfristiges »High«. Danach sind wir aber nicht zufrieden, sondern eher aufgedreht und chronisch gespannt. Adrenalin und Noradrenalin bleiben hoch. Beide müssen für konzentriertes Arbeiten aber niedrig sein. Wir kommen nicht »runter« und verbleiben im spannungsgeladenen Dauerstress.

Kommen wir in diesem Zusammenhang zu einem zweiten »digitalen« Stressor, der meist ignoriert, verharmlost und verdrängt wird: der Strahlenbelastung durch täglichen Handygebrauch, Handymasten, drahtlose Computer, WLAN-Router und Tabletbenutzung. Handymasten und Router strahlen meist 24 Stunden, 365 Tage im Jahr. Manche Menschen schalten ihre eigenen Geräte zu Hause gar nicht mehr aus, selbst wenn sie auf ihrem Nachttisch liegen. Und es wird nicht besser: Die gerade im Aufbau befindlichen »5-G-Netze« werden diese allgemeine Strahlenbelastung durch eine Vervielfachung der strahlenden Handymasten noch mal deutlich verstärken. Auf der Ebene der Zelle wird durch die Strahlung der Kalziumgehalt im Inneren der Zellen stark erhöht und hohes Kalzium in den Zellen führt zur vermehrten Bildung freier Radikale, besonders im Gehirn. Diese Dauerstrahlung kann das besonders schädliche Peroxinitrit produzieren, das auch die Mitochondrien schädigt. Letztlich kann das zum Absterben oder sogar zur Mutation (genetische Schäden mit Entartung) von Gehirnzellen führen. Sie wissen ja bereits, dass gesunde Mitochondrien eine der wichtigsten Grundlagen eines gesunden Gehirns sind. Wer also lange einen klaren und wachen Geist, ein leistungsfähiges Gehirn behalten sowie Alzheimer und Parkinson vorbeugen möchte, sollte sich überlegen, wie er die Strahlung zumindest vermindert. Das ist recht einfach: Beispielsweise indem man auf die guten alten Kabelverbindungen zurückgreift, seinen Computer per Kabel anschließt und drahtlose und damit strahlende Verbindungen nur im Notfall nutzt. Das Handy sollte man weg vom Kopf halten, wenn es sich einwählt, und Freisprecheinrichtungen benutzen. Ohne Freisprecheinrichtung und Außenantenne ist z. B. die Strahlenbelastung im Auto enorm. Denn die Fahrgastzelle des Autos wirkt wie ein Faraday'scher Käfig, den Sie noch aus dem Physikunterricht in der Schule kennen. Das Handy muss dann mit voller Stärke (und bei maximaler Strahlenbelastung) senden, um eine gute Verbindung herzustellen. Das tut Ihren Gehirnzellen ganz gewiss nicht gut.

Ich will Ihnen natürlich Ihr Smartphone nicht vermiesen. Ich weiß, dass es manchmal wirklich nützlich ist, z. B. auf Reisen. Fairerweise muss man sagen, dass die Daten bzw. die Studienlage nicht einheitlich ist und es auch Studien gibt, die keine negativen Effekte der Strahlung zeigen. Wer aber weiß, dass Strahlenschäden oft Jahrzehnte brauchen, bevor sie sich manifestieren, und unsere Nervenzellen im Gehirn besonders strahlenempfindlich sind, sollte auf jeden Fall versuchen, die Strahlenbelastung zu verringern, so gut es geht.

In der Summe führt all das zu einem chronischen »Alarmzustand«, der uns viel zu häufig aufgedreht, gehetzt und unruhig macht. Das ist schädlich und zerstört langfristig Gehirnzellen. Wir können uns gar nicht mehr richtig konzentrieren, weil die Ablenkungen allgegenwärtig sind. Unsere Nebennieren, die das Kortisol produzieren, werden überbeansprucht und sind deswegen chronisch überlastet. Sie brennen langfristig aus. Das Kortisol wiederum erhöht den Zuckerspiegel, da wir ja auf »Alarm« geschaltet werden und vermeintlich viel Zucker – also schnell verfügbare Energie – für Kampf oder Flucht brauchen. Chronisch erhöhte Zuckerspiegel schädigen aber die Blutgefäße, gerade auch die sehr filigranen und dünnen im Gehirn. Es kommt zu sogenannten Mikro-Angiopathien (Schädigung der kleinsten Blutgefäße, der Kapillaren). Die Hirndurchblutung wird schlechter, Entzündungsprozesse entstehen. Auch unsere Bauchspeicheldrüse muss jetzt den erhöhten Zuckerspiegel mit hoher Insulinproduktion herunterregeln und wird damit ebenfalls über Gebühr gestresst. Im schlimmsten Fall entsteht dadurch langfristig Diabetes. Das »süße Gift« und dessen zerstörerische Wirkung auf das Gehirn haben Sie ja im Kapitel über das süße Leben (S. 44) kennengelernt. Sie wissen, dass hohe Insulinspiegel die Fetteinlagerung in die Fettzellen und die unerwünschten Rundungen um Hüfte und Bauch begünstigen. Das ganz besonders schädliche

Bauchfett produziert Botenstoffe, die Entzündungen fördern. Auch das ist Gift für unser Gehirn.

Na gut, stellen wir uns Folgendes vor. Das Handy ist also mal ausgeschaltet. Die Arbeit ist getan. Die Kinder spielen friedlich und der Partner ist mit sich selbst beschäftigt. Was also ist zu tun? Als Erstes: Innehalten! Gehen Sie einfach mal ehrlich mit sich ins Gericht. Ziehen Sie an einem arbeitsfreien Samstag oder verregneten Sonntag mal den Stecker, lassen Sie auch den Computer und das Tablett aus! Tür zu! Ziehen Sie eine persönliche Bilanz! Welche Prioritäten habe ich in meinem Leben gesetzt? Prioritäten kann man aktiv oder passiv setzen. »Aktiv« setze ich sie selbst. Tue ich das nicht, werden sie »passiv« von anderen gesetzt. Sind das also wirklich meine Prioritäten oder vielleicht die Prioritäten anderer? Wie verbringe ich meine Zeit tatsächlich? Wie viel Zeit verplempere ich? Bringen mich die sogenannten »sozialen Netzwerke« überhaupt weiter? Spare ich Zeit, oder vergeude ich sie nur? Habe ich Freude und Freunde? Umgebe ich mich mit Menschen, die mich inspirieren und mir emotional guttun? Oder habe ich zu viel Umgang mit »Energieräubern«: Menschen, die im Opferstatus gefangen sind, nur wehklagen und nörgeln und andere damit anstecken und runterziehen. Ist meine Partnerschaft erfüllend, nehme ich mir dafür Zeit? Verbringe ich genügend Zeit mit meinen Kindern? Genieße ich ein oder mehrere Hobbys? Höre ich auf meinen Körper, mache ich genügend Sport und esse keine Junk Food? Gehe ich in die Natur und erfreue mich am Wachsen und Gedeihen?

Dies alles sind wichtige Fragen, die immer mal wieder gestellt und beantwortet werden sollten und von deren Beantwortung Ihr Stressniveau entscheidend abhängt. Und dann nehmen Sie sich irgendetwas was vor, fangen an einer oder sogar mehreren Stellschrauben zu drehen, ändern Ihre Prioritäten und die eine oder andere Gewohnheit, verabschieden sich von einer »toxischen« Beziehung oder ziehen sich zumindest öfter zurück. Und schon reduzieren Sie Ihren Stress, auch wenn es zunächst nur kleine Änderungen sind. Die sind oft am besten, weil sie bessere Chancen auf Realisierung haben. Kein Perfektionismus! Und das Smartphone bleibt öfter aus.

Risikofaktoren? Runter damit!

Die wichtigsten »apokalyptischen Reiter« haben Sie nun kennengelernt. Die Aufzählung ist allerdings nicht vollständig. Die folgende Zusammenfassung verschafft Ihnen einen Überblick über weitere Risikofaktoren, die es zu vermindern gilt. Alle diese Risikofaktoren schädigen langfristig auf die eine oder andere Weise Ihr Gehirn. Andererseits können Sie durch die Minimierung dieser Risikofaktoren Hirnschäden vorbeugen.

Hoher Blutdruck

Nach Auskunft der Deutschen Hochdruckliga sind etwa 50 % der deutschen Bevölkerung von Bluthochdruck betroffen. Das sind mehr als 40 Millionen Menschen. Eine ungeheuer große Zahl, die uns zeigt, dass mit unserem Lebensstil etwas grundlegend nicht stimmt und wir etwas ändern müssen. Woher kommt der hohe Druck? In den meisten Fällen sind es unsere »alten Bekannten«: Übergewicht, Bewegungsmangel, schlechte Ernährung. Bei schlanken Menschen ist hoher Blutdruck selten (wenn auch nicht ausgeschlossen). Wir können uns leicht vorstellen, dass hoher Druck im Gehirn leicht Schäden an den vielen winzigen Blutgefäßen erzeugt und dadurch langfristig alle Hirnerkrankungen begünstigt. Wenn der Blutdruck sehr niedrig ist, ist das allerdings auch nicht gut. Dadurch kann die Blutversorgung ebenso leiden.

Übrigens:
Es besteht ein deutlicher Zusammenhang zwischen hohem Blutdruck und Zuckergenuss. In einer Studie wurden Menschen untersucht, die täglich 74 Gramm Zucker in Form von Süßgetränken zu sich nahmen. Diese Menschen hatten einen deutlich erhöhten Blutdruck von 160 zu 100 – deutlich höher als die empfohlenen Normalwerte eines gesunden Erwachsenen von 120 zu 80.

Arteriosklerose

Wir brauchen gesunde Gefäße, um eine ständige Versorgung unserer Zellen im Körper mit Blut, Nährstoffen, Hormonen, Vitaminen, Mineralstoffen und den Abtransport von Abfallstoffen zu gewährleisten. Aber so wie sich viele Wasser- und Abwasserleitungen in unseren Häusern im Laufe der Zeit verengen (»verkalken«), so spielen sich diese Prozesse in ähnlicher Weise in unseren Gefäßen ab. »Du bist so alt wie deine Gefäße« ist ein alter Medizinerspruch. Viele Krankheiten beginnen schleichend, mit einer schlechteren Durchblutung, besonders dort, wo viel Energie gebraucht wird, also vor allem im Herzen und im Gehirn. Wenn sich die Gefäße also langsam verengen bzw. »verstopfen«, dann kommen die Nährstoffe nicht mehr dort an, wo sie gebraucht werden, Abfallstoffe können umgekehrt nicht mehr richtig entsorgt werden. Dann bilden sich die gefürchteten »Plaques« in den Gefäßwänden und Entzündungen setzen ein. Die Entzündung macht die Plaques dicker und größer. Ein Teufelskreis entsteht. Gibt es keinen Ausweg?

Arteriosklerose kann man durch Sport, gesunde Ernährung, beste Versorgung des Körpers mit Vitalstoffen, Vermeidung von Übergewicht und Stressreduzierung zumindest eindämmen, im günstigsten Fall sogar ganz vermeiden. Lassen Sie bei Ihrem Arzt oder Heilpraktiker mal eine erweiterte Cholesterinmessung durchführen. Man muss sich dabei die Mühe machen, neben den Routinemarkern HDL und LDL die Triglyzeride (das Neutralfett) und die Unterfraktionen des »schlechten Cholesterins« (LDL) zu messen. Damit bekommt man eine Aussage über die »Partikelgröße« des LDL und kann die kleinen, dichten Partikel, die besonders atherogen (Arteriosklerose fördernd) sind, diagnostizieren. Aussagekräftig ist auch das sogenannte »oxidierte LDL«, also der Teil des LDL, der quasi als »ranziges Fett« in den Adern schwimmt. Es gibt noch eine weitere, recht neue Untersuchung, nämlich die sogenannte Lp-PLA2 (Lipoprotein-assoziierte Phospholipase A2). Sie zeigt Entzündungen in der Gefäßwand. Ein wichtiger Marker, der uns die Gefäßgesundheit anzeigt. Ich weiß aus der Rückmeldung meiner Patienten, dass die meisten Ärzte diese Untersuchungen nicht vornehmen, manche sie gar nicht kennen. Bestehen Sie ruhig darauf oder suchen Sie sich einen anderen Behandler. Entgegen der weit überwiegenden Meinung der Schulmedizin ist es möglich, Arteriosklerose rückgängig zu machen. Das ist allerdings ein relativ langwieriger und mühsamer Prozess, der Geduld erfordert.

Beugen Sie vor

Zur Vorbeugung gegen Arteriosklerose haben sich Curcumin, grüner Tee, Allicin (im Knoblauch), Sulforaphan (im Brokkoli), Rosmarin, Spermidin (in Natto), Lycopen (in Tomaten), Ingwer und Pfeffer bewährt. Das ist ein ganzer Strauß an Auswahlmöglichkeiten. Nehmen Sie diese Stoffe immer mal im Wechsel an verschiedenen Tagen zu sich. Dann ist Arteriosklerose für Sie ein Fremdwort.

Übergewicht und Bewegungsmangel

Übergewicht und Bewegungsmangel sind die beiden »bösen Geschwister«, die viele Krankheiten zumindest mitverursachen. Hätten wir nicht die große Zahl von Übergewichtigen und Bewegungsmuffeln in unserem Land, könnten wir uns nicht nur viel gesundheitliches Leid ersparen, sondern bestimmt auch viele Milliarden an Folgekosten für unser Gesundheitssystem. Vermutlich ließe sich durch keine andere Maßnahme ein stärkerer Gesundheitseffekt erzielen. Klar ist, dass beides ein Risikofaktor für Demenz darstellt. Kurz und frech zusammengefasst könnte man sagen: »Dick macht doof.« Das Gehirn will unbedingt mit viel Nährstoffen versorgt werden. Dafür müssen wir gelegentlich unsere Trägheit überwinden und uns körperlich aktiv bewegen, damit die Nährstoffe über das Blut dorthin gelangen. Das ist überhaupt nicht schwer. Ein flotter Spaziergang von 30–40 Minuten bzw. ein »Powerwalk« pro Tag genügen schon, um messbare Erfolge zu erzielen. Wenn wir uns dann noch gesund ernähren und bei der Kalorienaufnahme zurückhalten, haben wir schon viel für unsere Gehirngesundheit getan.

Schlechte Ernährung und Nährstoffmangel

Die Amerikaner bringen es auf den Punkt: »overfed and undernourished« (überfüttert, aber mit Nährstoffen unterversorgt). Das beschreibt die Ernährungssituation auch bei uns recht gut: Wir bekommen zwar mehr als genug Kalorien, aber viel zu wenig hochwertige Vitalstoffe. Mit anderen Worten: Wir essen Nahrungsmittel, die uns sättigen, die aber außer Kalorien nichts zu bieten haben bzw. zu wenig Nährstoffe enthalten, die wir wirklich brauchen. Auf die Ernährung gehe ich noch in einem gesonderten Kapitel (»Richtig essen statt vergessen«, S. 71) ein. Hier sei nur gesagt, dass wir selbstverständlich mit einer Ernährung mit reichlich Gemüse, Fisch und viel Salat und wenig Wurst und Fleisch viel für unsere Gesundheit tun können. Fast Food und Junkfood sind essensmäßig unsere Feinde. Beide sättigen nicht, sondern füllen uns nur mit zu viel Zucker, Salz, leeren Kohlenhydraten und schlechten Fetten, die unsere Adern verstopfen und Entzündungen verursachen. Vor ihnen sollten wir uns hüten. Man kann mit sehr wenig Aufwand sehr gesund essen. Es braucht nur ein bisschen Planung und ein etwas Überlegung.

Geringer Bildungsgrad

Es ist erwiesen, dass eine vielfältige Bildung bis zu einem gewissen Grad vor Demenz schützt. Man nennt das die »kognitive Reserve«. Das Sich-Beschäftigen mit neuem Wissen, das Lesen und das Aneignen neuen Wissensstoffs, das Ringen um Verständnis sowie das Erlernen und Sprechen von Fremdsprachen trainieren unsere grauen Zellen gehörig und bilden so viele neue Verbindungen über die Synapsen unseres Gehirns. Damit erwerben wir uns einen guten Schutz. Leider ist dieser Schutz nicht hundertprozentig, wie prominente Beispiele von »Geistesgrößen« leider immer wieder zeigen. Ein hoher Bildungsgrad wirkt nur schützend, wenn man gleichzeitig versucht, die meisten anderen Risikofaktoren ebenfalls zu minimieren.

Rauchen und Alkohol

Wer gesund bleiben will, der verzichtet auf beides. Beim Rauchen ist sich die Wissenschaft einig: Jede Zigarette schadet Körper und Gehirn. Beim Alkohol ist die Datenlage differenzierter und widersprüchlicher: Hier gibt es Erkenntnisse, dass geringe Mengen Alkohol sogar förderlich sind. Wie so häufig macht die Dosis die Giftwirkung. Vermutlich schaden daher maximal zwei Gläser Wein pro Tag für den Mann und ein Glas für die Frau nicht. Warum sind die Frauen hier »benachteiligt?« Das Brustgewebe der Frauen reagiert besonders empfindlich auf das Abbauprodukt von Alkohol: Acetaldehyd. Dieses Acetaldehyd sorgt für ein höheres Brustkrebsrisiko. Der Effekt ist nicht besonders stark, da aber Brustkrebs so häufig ist, würde ich meinen Leserinnen empfehlen, hier vorsichtig zu sein. Genießen Sie geringe Mengen Alkohol als besonderes Highlight und in Ausnahmefällen gönnen Sie sich mal einen edlen Tropfen Wein. Ein gewohnheitsmäßiges tägliches Trinken ist aber sicher absolut schädlich: Der Alkohol greift die Gliazellen im Gehirn an und stört den Abbau von überschüssigem Amyloid. Abgesehen davon, dass Alkohol hochkalorisch ist und außerdem ziemlich zuverlässig die Fettverbrennung einschränkt und schon aus diesem Grund bei vielen unerwünscht ist, die gerne noch ein paar Pfunde um die Hüften verlieren wollen.

Kopfverletzungen

Kopfverletzungen als Risikofaktor für Demenz werden meistens vergessen. Dazu gehören nicht nur die wirklich dramatischen Auswirkungen von Unfällen mit ernsthaften Verletzungen, z. B. Gehirnerschütterungen oder Schädeltraumata, sondern auch die unzähligen kleinen Stöße, Schläge und »Rempler«, die unser Kopf im Laufe eines Lebens durchschnittlich erleiden muss. Denken Sie an die Schäden durch weitverbreitete Fehlhaltungen der Wirbelsäule, falsches und zu langes Sitzen, lange Computerarbeit oder das viel zu häufige und lange Starren aufs Handy oder das Tablet mit chronisch vornübergebeugtem Kopf. Ist Ihnen die weitverbreitete schlechte Haltung, selbst bei vielen jungen Menschen, schon aufgefallen?

Ein anmutig gerader Rücken ist eine Seltenheit geworden. Mit krummem Rücken schleichen wir durchs Leben. Wir vergessen meist, dass die komplizierten Strukturen an Schädelbasis, Hals, Nacken und Schulter mit dem diffizilen Zusammenspiel von Halsmuskulatur, Knochen, Gefäßen und Bändern ein bisschen Pflege und Aufmerksamkeit benötigen, damit wir gesund bleiben. Ausgleichsgymnastik, Yoga oder Dehnübungen sind kein überflüssiger Luxus, sondern absolute Notwendigkeit.

Nach 20 Minuten Computerarbeit aufstehen, kurz dehnen und strecken, wäre ideal. Das wird kaum einer schaffen. Versuchen Sie trotzdem, diesem Ziel zumindest näher zu kommen.

Arzneimittel, die schaden

Wenn man geistig fit sein will, muss man leider auch auf Medikamente achten, die potenzielle Gefahren für die Hirngesundheit darstellen. Zu nennen wäre z. B. der weitverbreitete Gebrauch von Statinen, um den Cholesterinspiegel zu senken und Entzündungen zu hemmen. Es ist kein Geheimnis, dass Statine ein breites Nebenwirkungsspektrum haben können, angefangen mit Muskelschädigungen, Nierenschäden, einer Verminderung des überaus wichtigen Coenzyms Q_{10} und ein erhöhtes Risiko für Typ-2-Diabetes. Das verminderte Q_{10} führt zu einem Energiemangel, der sich besonders dort bemerkbar macht, wo viel Energie gebraucht wird: im Herzen und im Gehirn. Ob Statine überhaupt Herzinfarkte vermeiden helfen und welcher Zielgruppe genau, ist umstritten. Die aufgeführten Nebenwirkungen sind recht gravierend, deswegen muss der Gebrauch von Statinen sorgfältig abgewogen werden. Bei sehr hohem Cholesterinspiegel, besonders bei einem hohen Spiegel des schädlichen LDL, gibt es manchmal keine Alternative, obwohl man vorher mit Lebensstiländerungen (Gewichtsabnahme, Sport, Zuckerreduktion) zumindest einen nebenwirkungsfreien Versuch unternehmen sollte.

Eine weitere Gruppe von Medikamenten, bei denen man vorsichtig sein sollte sind Psychopharmaka, weil sie direkt in die Hirnchemie eingreifen und dort ebenfalls unerwünschte Nebeneffekte auslösen können. Psychopharmaka können außerdem Wahnvorstellungen und Stürze begünstigen, weil sie die Denk- und Gedächtnisfunktion beeinträchtigen. Dazu gehören Antidepressiva, Epilepsie- und Parkinsonmittel. Diese Medikamente sollen das psychische Befinden der Patienten verbessern, was allerdings nur manchmal funktioniert und oft mit gravierenden Nebenwirkungen verbunden ist. So wird ebenfalls das Coenzym Q_{10}, zusammen mit den B-Vitaminen vermindert, besonders Vitamin B_{12}.

Über die Schädlichkeit von Antibiotika haben Sie im Kapitel »Die Darm-Hirn-Achse« (S. 37) gelesen. Manchmal sind sie unverzichtbar, wenn schwere oder gefährliche bakterielle Infekte den Körper heimsuchen. Aber nur dann! Besser als Antibiotika ist aber ein gesundes Immunsystem und das sitzt hauptsächlich im Darm. Ein gesunder Darm ist daher unverzichtbar für ein gesundes Gehirn. Antibiotika also nur, wenn sie unbedingt nötig sind.

Zu guter Letzt noch eine Bemerkung zu der weitverbreiteten Einnahme von Magensäureblockern für den Magen oder die Speiseröhre. Es ist bekannt, dass diese langfristig einen Mangel an Vitamin B_{12} bewirken. Dr. Britta Hänisch vom Zentrum für Neurodegenerative Erkrankungen hat Daten von mehr als 73.000 Senioren ausgewertet und geschaut, ob diese Säureblocker genommen hatten und womöglich dadurch häufiger dement wurden. Sie fand tatsächlich einen Zusammenhang mit Demenz. Das heißt nicht Kausalität. Sie bekommen also nicht gleich Alzheimer, wenn Sie Säureblocker nehmen. Trotzdem ist Vorsicht angebracht, besonders bei langjähriger Einnahme, denn die B-Vitamine werden für einen gesunden Darm und die Energiegewinnung gebraucht. Es gibt auch Säureblocker auf pflanzlicher Basis, die diese Nebenwirkung nicht haben. Ihr Arzt oder Heilpraktiker sollte das wissen.

Soziale Isolation

Ein Thema, über das überhaupt nicht gerne geredet wird, ist die weitverbreitete soziale Isolation und Einsamkeit vieler Menschen. Es sind nicht nur die Alten, die darunter leiden. Auch viele junge Menschen klagen über Einsamkeit. Sicher: »Freunde« hat man ja heutzutage genug. Man muss nur bei Facebook oder anderen sogenannten »sozialen Netzwerken« sein. Da gibt es »Freunde« zuhauf, nur einen Klick entfernt. Dass das aber in Wirklichkeit keine Freunde sind, sondern meist nur billiger Ersatz, der existenzielle Leere und Frustgefühle vertreiben soll, merkt man dann, wenn diese sogenannten »Freunde« dann plötzlich genauso schnell verschwunden sind, wie sie gekommen sind. »Helfer in der Not« – auf die man bei echten Freunden in einer schwierigen Lebenslage hoffen darf, sind sie bestimmt nicht. Das wunderbare Wort »Freund« ist durch Facebook und all die anderen digitalen Ersatzlösungen inzwischen abgewertet worden und zur Massenware verkommen. Es bekommt einen schalen, schnelllebigen und minderwertigen Beigeschmack. Das merkt man dann, wenn man mal einen wirklichen Freund im realen Leben braucht. Von den »Facebook-Freunden« ist plötzlich kaum noch einer übrig. Für viele sind wirkliche Freunde Mangelware geworden. Das geht durch alle Altersschichten, ist aber für ältere Menschen besonders bitter, denn je älter man wird, desto schwerer wird es mit spontanen Kontaktmöglichkeiten und neuen Freundschaften. Einsamkeit macht krank. Das gilt für Körper und Seele. Das Gehirn ist da nicht ausgenommen. Wir sind alle soziale Wesen, ob uns das gefällt oder nicht. Wir brauchen die Anregung und die Freude durch echte Freunde. Die Wörter »Freude« und »Freunde« unterscheiden sich nicht umsonst nur durch einen einzigen Buchstaben.

Es ist also eine gute Idee, für Freundschaften offen zu sein und sie zu pflegen. Das klappt am besten, wenn man selbst ein guter Freund ist. Fragen Sie sich selbst einmal, ob Sie ein guter Freund sind: Sind Sie emphatisch, verschwiegen und hilfsbereit? Können Sie zuhören und trösten? Jeder kann darin sicher noch besser werden und daher auch im Alter Freundschaften pflegen.

3. Richtig essen statt vergessen

Zu kaum einem Thema gibt es so viele Meinungen und Ratgeber wie über das Thema Ernährung. Selbstverständlich spielt sie für die Gehirngesundheit eine große Rolle. Wer sich schlecht ernährt, also Junkfood, Fertigessen, zu viel Zucker und Salz, schlechte Fette und Süßigkeiten sowie Softgetränke zu sich nimmt, darf sich nicht wundern, dass auch das Gehirn langfristig leidet. Gesunde Ernährung ist überhaupt nicht schwierig. Wer darauf achtet, viel Gemüse in allen Farben und Variationen zu essen, manchmal etwas Obst, immer Saisonales und Regionales bevorzugt, auch mal ein Stück gutes Fleisch oder Fisch in Bioqualität, schlechte Billigfette und Wurstwaren meidet, der hat schon viel für einen gesunden Körper und ein gesundes Gehirn getan. Für Vegetarier oder Veganer gelten besondere Regeln. Die brauchen z. B. zusätzlich Vitamin B_{12}, Eisen, Jod und Zink.

Brainfood versus Junkfood

Bevor wir näher auf eine gesunde Gehirnernährung eingehen, machen wir zunächst mal noch einmal einen gewaltigen Zeitsprung. Sagen wir, von ungefähr 100 000 Jahren. Die Landwirtschaft war noch lange nicht erfunden. Der Mensch streifte durch Savannen und Wälder und ernährte sich von dem, was er da so fand. Das war wenig genug: Kräuter, Wurzeln, harte Stängel, essbares Gras, bitter schmeckende Blätter, ein paar Beeren vielleicht oder ein Ei aus einem Vogelnest. Wenn dem Steinzeitjäger das Jagdglück besonders hold war, auch mal ein großes Stück Fleisch. Es gab weder Hamburger noch panierte Schnitzel, keine Brötchen, keine Lasagne, keine Eiscreme, kein Tiramisu und erst recht keine süßen Drinks. Milch, Milchprodukte und Getreide waren unbekannt, genau wie Brot oder Nudeln.

Konzentrierte Kohlenhydrate waren praktisch nicht vorhanden, vielleicht einmal im Jahr ein bisschen Honig aus einem Bienennest oder ein paar wilde Früchte, die aber richtig sauer waren, kein Vergleich mit dem übersüßen Obst unserer heutigen Zeit. Auf diesem Hintergrund ist über Hunderttausende von Jahren unsere genetische Ausstattung entstanden. Wir vergessen leicht, dass wir im Prinzip diese genetische Ausstattung heute noch haben. Und wir tun gut daran, uns wenigstens im Groben daran zu orientieren. Das heißt nicht, dass wir auf leckeres Essen verzichten müssen, dass der Genuss beim Essen fehlen muss und dass wir alle wie Mönche oder Asketen – karg und darbend – leben sollten. Ganz im Gegenteil: Gesundes Essen ist nur gesund, wenn es auch schmeckt. Es kann überaus köstlich sein.

Die Kunst besteht darin, gesundes Essen mit Genuss und Köstlichkeit zu verbinden. Dafür gibt es heute mehr Möglichkeiten als je zuvor.

Wir gehen gesunde Ernährung für einen gesunden Körper – und damit auch für ein gesundes Gehirn – mit einer doppelten Strategie an: Erstens sollten Sie die wirklich schädlichen Nahrungsmittel und Krankmacher möglichst meiden. Zweitens viel »Superfood« bzw. gesunde Nahrungsmittel verzehren. Dafür gebe ich Ihnen weiter unten ein paar Beispiele. Doch zunächst das folgende Zeug wegwerfen, am besten aus dem Kühlschrank entfernen, gar nicht erst kaufen oder wenigstens den Verzehr stark einschränken.

Am besten meiden

Süßkram Zucker, Kuchen, gesüßte Getränke, leere Kalorien ohne Vitalstoffe, z. B. die meisten Fertigessen, sollten wir »eigentlich« weitgehend von unserem Speiseplan streichen. Wenn Sie wieder mal Heißhunger auf Süßes überkommt, essen Sie ein Stück dunkle Schokolade ab einem Kakaogehalt von 80 %. Die Flavonoide im Kakao sind gesundes »Brainfood«. Gleichzeitig trainieren Sie Ihre Zunge darauf, auch weniger Süßes als köstlich zu empfinden – es ist nur eine Frage der Gewohnheit. Oder nehmen Sie sich eine Handvoll köstlicher Brombeeren, am besten mit zuckerfreiem Joghurt.

Konzentrierte und einseitige Kohlenhydratmahlzeiten Essen Sie nur wenig Nudeln, Kartoffeln, Brot, denn die treiben Ihren Blutzuckerspiegel zu rasch nach oben, machen insulinresistent und schnell wieder Heißhunger. Es geht nicht darum, Kohlenhydrate generell zu verdammen, sondern sie in den Mengen zu konsumieren, die für uns gesund sind: z. B. in Form von Gemüse. Dessen komplexe Kohlenhydrate beeinflussen den Blutzuckerspiegel nur wenig und liefern wertvolle Vitalstoffe.

Schlechte Öle und Fette Distelöl und Sonnenblumenöl begünstigen mit ihrem hohen Gehalt an Omega-6-Fettsäuren die Produktion der Arachidonsäure, die Entzündungen fördert. Die Balance von Omega-3- und Omega-6-Fettsäuren wird dadurch in die eher ungünstige Omega-6-Richtung verschoben.

Transfette sind Killerfette Sie erhöhen das schlechte LDL-Cholesterin und senken das gute HDL, bewirken eine chronische Entzündung in den Gefäßen und im weiteren Verlauf bilden sich Engstellen in den Gefäßen und Arteriosklerose. Transfette befinden sich in Keksen und Süßigkeiten aus dem Supermarkt und in frittierten und hocherhitzten Produkten: Das sind vor allem Backwaren wie Blätterteig, Fertigpizzen, frittierte Massenware wie Kartoffelchips oder salziges oder zuckriges Knabberzeug. Auch in der häufig empfohlenen Milch bzw. in Milchprodukten befinden sich Transfette. Milch sollten Sie ganz weglassen.

Wurstwaren weglassen Weniger Wurst zu essen oder sie am besten ganz wegzulassen, fällt den meisten nicht schwer. In der Wurst sind gesättigte Fettsäuren. Nicht alle gesättigten Fette sind schlecht. Unter ihnen gibt es aber welche, die ohne Zweifel besonders schädlich sind, weil sie Entzündungen bewirken und unsere Gefäße verstopfen (Arteriosklerose). Da ist z. B. die in der Wurst enthaltene Palmitinsäure. Sie befindet sich leider auch in Butter, Sahne, Käse und in der Vollmilchschokolade und natürlich in der ach so beliebten Schoko-Nuss-Creme für das Morgenbrötchen. Letztere besteht aus Zucker und Fett, und zwar schlechtem. Viel Palmitinsäure begünstigt außerdem Krebs und Metastasenbildung, schädigt die Betazellen in der Bauchspeicheldrüse und kann daher Diabetes begünstigen.

Gesunde Milch?

Milch ist nicht das großartige Gesundheitsgetränk, für das sie viele halten. Der Mensch ist fast das einzige »Säugetier«, das nach dem Stillen noch Milch konsumiert. Angeblich hilft sie ja gegen Osteoporose. Aber dort, wo sehr wenig oder gar keine Milch getrunken wird, ist die Osteoporose viel seltener: in Asien, besonders in China und Japan. Problematisch ist die Laktose, die in der Milch enthalten ist. Viele vertragen sie nur schlecht und bekommen Blähungen, Durchfälle oder Bauchkrämpfe. Laktose ist ein versteckter Zucker. Und wie Sie schon wissen, ist es eine gute Idee, den Zuckerverbrauch einzuschränken. Zwar enthält die Milch auch nennenswerte Mengen an Kalzium, das kann man sich aber auch aus anderen Lebensmitteln holen, z. B. aus Brokkoli, Grünkohl und Bohnen. Zudem steigt bei Milchkonsum auch die Allergiebereitschaft. Käse, Joghurt oder Quark sind in aller Regel besser verträglich und gesünder. Sie können in Maßen gegessen werden. Sie enthalten Mikroorganismen, die aus Fermentation stammen. Fermentierte Lebensmittel sind generell gesund.

Sie brauchen all das oben aufgeführte Zeug nicht und Ihr ganzer Körper wird Ihnen dankbar sein, wenn Sie es weglassen. Ihr Gehirn wird sich freuen, dass Sie es damit verschonen und nicht zukleistern. »Oje!«, werden Sie sagen, »Was darf ich denn überhaupt noch essen?« Glücklicherweise kann eine gesunde Ernährung vielfältig und lecker sein. Auch dafür gibt es ein paar einfache Regeln. Wenn Sie die beachten, können Sie alle Diät-Ratgeber ignorieren und Sie vereinfachen Ihr Leben dramatisch. Geld sparen Sie außerdem noch.

Greifen Sie zu

Gemüse statt Obst Gemüse kann alles, was Obst auch kann, hat in aller Regel sogar mehr gesunde Vitalstoffe als Obst, aber nicht dessen hohen Zuckergehalt. Das ist ein großer Vorteil. Das Obst in den Auslagen der Supermärkte ist leider oft überzüchtet und dadurch überzuckert, einfach deshalb, weil sich süßes Obst besser verkauft und wir alle eine genetische Veranlagung für Süßes haben. Von den Hunderten Sorten Äpfeln beispielsweise, die es einmal gab, kann man heute praktisch nur noch ganz wenige, nämlich die übersüßen, kaufen. Das ist schade, denn auf dieses übersüße Obst ist unser Organismus nicht eingestellt – vor allem, wenn man es in großen Mengen isst. Die darin enthaltene Fruktose, der Fruchtzucker, kann dann leicht eine Fettleber bewirken und sorgt generell für Fetteinbau statt Fettabbau in den Zellen (»Lipogenese«). Es gilt daher: Obst in Maßen genossen ist gesund. Essen Sie es dagegen in Massen, schwinden die gesundheitlichen Vorteile schnell dahin und verkehren sich ins Gegenteil. Auch mit Obst kann man sich seine Rettungsringe um die Hüfte heranzüchten. Sie können aber beides haben, köstliches Obst und trotzdem nicht zu süß. Greifen Sie zu Beerenobst (Brombeeren, Blaubeeren, Heidelbeeren, Himbeeren).

Gesunde Beeren

Beeren enthalten weniger Zucker als das meiste andere Obst und sind trotzdem voll von gesunden Wirkstoffen: Vitamin A, Vitamin C, Kalium, Kalzium, Phosphor, Carotin, Folsäure, Pektin. Dazu kommen wertvolle Antioxidantien, Magnesium, Zink. Polyphenole, Anthocyane und Flavonoide machen das Bild komplett. Die wirken antiviral, antibakteriell, antioxidativ sowie entzündungshemmend und noch dazu schmecken sie lecker.

Noch mehr Gemüse plus Beilage Bei Gemüse geben Sie Gas für volle Fahrt voraus: Brokkoli, Blumenkohl, Bohnen, Grünkohl, Rettich, Tomaten, Gurken, Zwiebel, Knoblauch, Pilze, Rote Bete und grüne Blattsalate in allen Variationen sollten die gesunde Grundlage einer Mahlzeit sein und mengenmäßig dominieren. Schauen Sie einfach auf Ihren Teller: Ist der größte mengenmäßige Anteil Gemüse oder Salat? Falls nicht, dann muss noch mehr Gemüse darauf. Was Sie dann noch dazu essen, ist fast egal: Vielleicht ein Stück Biofleisch, vielleicht Fisch (Lachs, Makrele, Hering, Sardinen wegen der Omega-3-Fettsäuren), vielleicht mal eine Ofenkartoffel, wenn Ihnen danach ist, oder eine kleine Menge Vollkornnudeln. Auch Vollkornbrot ist kein Teufelszeug, es sei denn, Sie leiden unter Zöliakie. Zwei Scheiben liefern z. B. wertvolle Mineral- und Ballaststoffe und lassen unseren Zuckerspiegel trotzdem kaum steigen.

Gemüse mit einem Geheimnis Unter den Gemüsen sind speziell Brokkoli, Rosenkohl und Blumenkohl hervorzuheben, die alle das wertvolle Sulphorophan enthalten. Sulphorophan ist ein potentes Anti-Krebs-Mittel. Uns interessiert aber hier die Wirkung auf das Gehirn: Sulphorophan kann die gefürchteten Amyloid-Plaques und die Tau-Fibrillen deutlich vermindern und damit Alzheimer-Symptome erst gar nicht entstehen lassen oder bestehende Gedächtnisprobleme deutlich verbessern. Man kann die Gesundheitswirkung von Sulphorophan im Brokkoli noch verbessern, indem man nach dem Abkühlen des gekochten Brokkolis etwas Senf dazugibt. Senf enthält Myrosinase, ein Enzym, das die Wirksamkeit des Sulphorophans und damit die positive Wirkung auf das Gehirn weiter erhöht.

Wunderfrucht Avocado Zu erwähnen wären noch Avocados als gesundes »Brainfood«. Ihr Fettprofil ist gesund für Ihr Hirn. Es sind vor allem einfach ungesättigte Fette, ähnlich wie beim Olivenöl. Außerdem verschiedene Formen von Vitamin E, die zum Fettverzehr gebraucht werden, damit nicht zu viele freie Radikale entstehen. In der Netzhaut des Auges wird besonders viel Lutein und Zeaxanthin gebraucht, die die Avocado beide liefert. Vermutlich kann man damit die altersbedingte Makuladegeneration verhindern, eine häufige Erkrankung bei älteren Menschen, die zur Erblindung führen kann. Sie wissen schon, dass die Netzhaut zum Gehirngewebe gehört. Deswegen kann man heute schon degenerative Hirnprozesse an der Netzhaut erkennen. Viele B-Vitamine und Folsäure runden das Bild ab, die zur Senkung des schädlichen Homocysteins im Blut gebraucht werden, um Gefäßschäden zu verhindern. Bei älteren Menschen ist oft das Homocystein erhöht. Das kann die Gehirnfunktionen verschlechtern und Demenz begünstigen. Meist kann man es mit viel grünem Blattgemüse senken. Auch Kalium ist in unserer Ernährung häufig zu gering enthalten. Dann haben wir zu wenig davon in der Zelle, aber dafür zu viel Kalzium. Zu viel Kalzium in der Gehirnzelle ist neurotoxisch und lässt sie schlimmstenfalls absterben. Avocados z. B. liefern Kalium, im Paket mit wertvollen Fetten, besonders der gesunden ungesättigten Ölsäure, die wir vom Olivenöl kennen.

Wertvolle Öle und Fette Eine gesunde Hirn-Ernährung beinhaltet wertvolle Fette und Öle. Das sind in erster Linie gutes Olivenöl, Rapsöl oder gelegentlich Kokosöl (zum Braten). Gesunde »Genussöle« (z. B. Walnussöl, Hanföl oder Macademiaöl) benutzen Sie, um weitere Geschmacksnuancen zu genießen (diese Öle nicht erhitzen). Und natürlich beziehen Sie Omega-3-Fettsäuren aus Fisch. Das viel gepriesene Leinöl enthält besonders viel Omega-3-alpha-Linolensäure. Leider werden nur 5–10 % davon in EPA und DHA umgewandelt, die die eigentliche günstige Wirkung entfalten und im Gehirn gebraucht werden. Man kann sich also das teure Leinöl sparen. Essen Sie lieber Fisch oder nehmen Sie hochgereinigtes Fischöl, das nicht so stark belastet ist, wie es viele Fische sind.

Bio und regional Wann immer möglich, kaufen Sie Bioprodukte oder wenigstens regional erzeugte Lebensmittel, vielleicht von einem Bauern in der Nähe, dem Sie vertrauen. Gern auch mal ein Stück Fleisch. Das ist dann ein besonderes Highlight, das sie mit Genuss essen. Gutes Fleisch vom Biobauern enthält viele Mineralstoffe, z. B. Zink und gut verfügbares Eisen, außerdem Vitamine und wertvolles Eiweiß. Wir essen allerdings generell zu viel davon und profitieren nicht mehr von den gesundheitlichen Vorteilen. Ab einer gewissen Menge kippt der gesundheitliche Vorteil von Fleisch in sein Gegenteil (zu viel gesättigte

Fettsäuren, Arachidonsäure, Übersäuerung des Körpers etc.). Auch hier ist es ratsam, Maß zu halten.

Fitnessfood Nüsse Nüsse sind gesund, liefern wertvolle B-Vitamine (Gefäßschutz), daneben Kalium, Magnesium, Phosphor und Mangan. Sie bieten Abwechslung im Speiseplan: Walnüsse und Macadamianüsse haben ein besonders gutes Fettsäuremuster. Macadamianüsse oder Macadamiaöl können durch die darin enthaltene Palmitoleinsäure (nicht zu verwechseln mit Palmitinsäure) sogar Betazellen der Bauchspeicheldrüse regenerieren. Das allein ist schon eine kleine Sensation. Diabetes bzw. die Zuckerwerte könnten sich dadurch verbessern – natürlich nur mit begleitenden Maßnahmen (z. B. Gewichtsabnahme).

Wenn Sie wirklich mal Lust auf einen »Pausensnack« haben, greifen Sie lieber zu Nüssen als zum Schokoriegel.

Fermentierte Nahrung ist gesund. Sie entspricht unserem genetischen Erbe. Beim Steinzeitmenschen war die Nahrung automatisch nach einigen Tagen fermentiert, denn er besaß keinen Kühlschrank. Fermentiertes können Sie gerne regelmäßig in Ihren Speiseplan aufnehmen: Sauerkraut, vergorenes oder eingelegtes Gemüse aller Art (Kimchi, Miso, Kombucha oder Tempeh). Vielleicht sind Letztere noch eher unbekannte Lebensmittel für Sie. Sie stammen alle aus Asien. Aber keine Sorge, inzwischen gibt es die auch bei uns, auf jeden Fall im Asialaden. Fragen und probieren Sie einfach mal. Auch das Internet hilft weiter.

Richtig trinken Kommen wir zum Trinken. Das muss ja auch sein. Generell sollten wir zu Wasser oder Mineralwasser und Kräutertees greifen. Bestimmte Mineralwässer enthalten zusätzlich wertvolle Mineralstoffe (z. B. Magnesium) oder Spurenelemente (z. B. Lithium), die die Gedächtnisfunktion, frühe Alzheimer-Symptome und die Stimmung verbessern können. Kaffeeliebhaber dürfen auch aufatmen und ihrem Getränk frönen. Menschen, die regelmäßig Kaffee trinken – bis zu vier Tassen am Tag – haben ein besseres Gedächtnis und haben weniger Gehirnalterung als Nicht-Kaffeetrinker, leiden weniger unter Diabetes und leben länger. Das könnte an der sogenannten PDE-Hemmung (PDE: Phosphodiesterase) liegen. Die Hemmung dieses Enzyms verbessert die Durchblutung und den Energiehaushalt der Zelle. Wer lieber Tee mag, darf sich auch bedienen: Grüner Tee ist gesund, wie inzwischen fast jedermann weiß. Polyphenole, Catechine und Mineralstoffe machen ihn wertvoll. Kräutertee ist natürlich auch erlaubt.

Nur beim Alkohol sollte man zurückhaltend sein. Wenn, dann in geringen Mengen und nicht als »Getränk« zum Durstlöschen. Wein ist vorteilhafter als Bier.

Wichtige Essenspausen Längere Essenspausen von einigen Stunden zwischen den Mahlzeiten gehören zum gesunden Essen dazu. Viele haben sich das ständige Naschen und Snacken zwischendurch angewöhnt, im Büro stehen ja zu jeder Jahreszeit Schokoladenriegel, Karamellbonbons und Plätzchen bereit. Kleinere und dafür häufigere »Geburtstagsfeiern« mit süßen Leckereien zwischendurch sind bei den Kollegen beliebt. Zucker- und Insulinspiegel fahren dadurch Achterbahn. Da gibt es doch bessere Vergnügungen. Deswegen lehnen Sie dankend ab, essen vielleicht einen Apfel und freuen sich lieber auf ein schmackhaftes Abendessen, für das Sie sich den Appetit nicht mit Süßkram verderben wollen.

Das ist eigentlich schon alles. Wenn Sie diese Grundsätze beherzigen, brauchen Sie keine Diätratgeber. Sie bleiben automatisch schlank, weil Sie viel Gemüse essen, das zwar mengenmäßig zu Buche schlägt, aber wenig Kalorien hat, dafür aber eine hohe Nährstoffdichte, also voller wertvoller Vitalstoffe und Vitamine steckt. Ihr Darm wird durch die vielen Ballaststoffe gleich mitversorgt und gepflegt.

Mit dieser »Doppelstrategie« (das Schädliche weglassen, das Wertvolle verstärkt essen) erreichen Sie maximalen Nutzen für Körper und Geist. Diese Art der Ernährung ist nicht nur gesund, sondern ist als Dauerernährung für einen gesunden Lebensstil geeignet, der Sie vor Herz-Kreislauf-Krankheiten (immer noch die häufigste Todesursache), Krebs, Diabetes und chronischen Entzündungen schützen kann.

Das Geheimnis der Japaner

In Japan gibt es die meisten Hundertjährigen auf dieser Erde. Trotz ihres weit fortgeschrittenen Alters erfreuen sie sich oft bester Gesundheit. Bei den meisten von Demenz keine Spur. Ganz im Gegenteil: Erstaunlich viele sind wach und interessiert, also genau das Gegenteil von dement. Haben sie Geheimnisse, die wir nicht kennen? Vielleicht Zugang zu einem geheimnisvollen Zaubertrank, dessen Zubereitung nicht verraten und nur mit dem Siegel der Verschwiegenheit an die folgende Generation weitergegeben wird? Geschichten und Mythen ranken sich um die gute körperliche und geistige Gesundheit der Menschen dort. Was also ist dran, an diesen Geschichten? Was ist das Geheimnis?

Autophagie

Der japanische Biochemiker Yoshinori Ohsumi hat sich aufgemacht, dieses Phänomen zu beleuchten. Er hat jahrzehntelang geforscht und bekam 2016 den Nobelpreis für die Aufklärung der sogenannten »Autophagie«. Die Autophagie ist der lebenswichtige Prozess der »Müllentsorgung« der in jeder gesunden Zelle abläuft. Unsere Körperzellen müssen eine große Anzahl von biochemischen Leistungen vollbringen: Zellen müssen sich erneuern, Energie muss erzeugt werden, Nahrungsbestandteile verdaut, Kohlenhydrate, Fett und Eiweiß müssen verstoffwechselt, Krankheitserreger bekämpft werden und Nervenzellen leistungsfähig bleiben. Bei all diesen Prozessen fällt auch zellulärer »Müll« an, der entsorgt werden muss. Diesen Prozess nennt man Autophagie. Wenn er nicht mehr richtig funktioniert, sammelt sich der zelluläre Müll an, verstopft die Zellen und lässt sie im schlimmsten Fall absterben. Dies verhindert die Autophagie, bei der die Zellfragmente, meist defekte Eiweißstrukturen und überflüssige Abfallprodukte, in der Zelle ordnungsgemäß entfernt bzw. durch bestimmte andere Zellbestandteile (»Autophagosome« und »Lysosome«) verdaut werden. Diese »Müllentsorgung« ist eine wesentliche Leistung, die in jeder Zelle erbracht werden muss, damit die typischen Alterskrankheiten wie Diabetes, Krebs und Herzkrankheiten verhindert oder zumindest gebremst werden können. Im Gehirn spielt sich dieses Geschehen in besonderem Maße ab, denn unerwünschte Eiweißablagerungen spielen für Gedächtnis und geistige Leistungsfähigkeit eine große Rolle.

Im Alter nimmt nämlich die Autophagie allmählich ab, die »Müllabfuhr« wird langsamer, ineffektiver und manchmal fällt sie ganz aus. Deswegen müssen wir uns etwas einfallen lassen, um sie bestmöglich aufrechtzuerhalten, damit die beschriebenen Alterskrankheiten möglichst erst gar nicht entstehen oder zumindest in ein sehr spätes Lebensalter verschoben werden. Nun gibt es einen Stoff, der uns dabei hilft, die Autophagie besonders wirksam anzuregen: Spermidin. Spermidin ist ein Turbo für die Autophagie, er sorgt dafür, dass unsere Zellen leistungsfähig bleiben und nicht »zugemüllt« werden. Niedrige Spiegel sind mit schneller Alterung und Neurodegeneration assoziiert. So kann Spermidin das für die Entgiftung der Zellen wichtige Glutathion recyceln. Es ist in hohen Konzentrationen im Gehirn vorhanden und eignet sich daher besonders, dort eine gesunde Müllabfuhr zu bewirken.

Wie aber machen wir das? Kann man Spermidin essen? Theoretisch ja. Leider nicht mit den bei uns allgemein verbreiteten Lebensmitteln. Es kommt darin kaum vor. Wo finden wir es dann? Finden wir das Spermidin vielleicht in Nahrungsmitteln anderer Länder? Richtig! Es ist in besonders hohen Mengen in »Natto« enthalten, einem Gericht aus fermentierten Sojabohnen, das vor allem in Japan viel gegessen wird. Ist die bekannte Langlebigkeit und gute körperliche und geistige Gesundheit der Japaner vielleicht darauf zurückzuführen, dass sie kräftig zulangen, wenn Natto auf dem Speiseplan steht? Keiner weiß es, aber die Vermutung liegt nahe, dass dies zumindest ein Einflussfaktor ist, der für die dortigen außerordentlich guten Gesundheitswirkungen sorgt. Fragen Sie mal in Ihrem Asienladen nach »Natto«. In Deutschland kan nman dort, wo Japaner wohnen, normalerweise auch Natto bekommen. Im Zweifelsfall hilft das Internet mit Bezugsquellen weiter.

In unseren Breiten und in Bioläden und Reformhäusern leichter erhältlich sind Weizenkeime, die maßgebliche Mengen von Spermidin enthalten. Spermidin kommt außerdem (in deutlich geringeren Mengen) in folgenden Nahrungsmitteln vor:

- Zitrusfrüchten
- Pilzen, besonders im Kräuterseitling und Mandelpilz
- Sojabohnen, besonders wenn sie fermentiert sind (Miso)
- fermentiertem, lange gereiftem Käse
- Rotwein

Praktisches Spermidin

Neben der Funktion als »Müllabfuhr« hat Spermidin eine Rolle als sogenanntes »Kalorienreduktions-Mimetikum«. Das sind Substanzen, die Effekte des Fastens nachahmen bzw. dem Körper vorgaukeln, dass wir gerade fasten. Beim Fasten wird die Autophagie hochgefahren. Spermidin hat einen ähnlichen Effekt. Praktischerweise, ohne dass wir fasten müssen. Man kennt diese Art von Substanzen von Resveratrol oder Pterostilbene, die beide aus Trauben stammen und in bestimmten Rotweinsorten zu finden sind, oder vom grünen Tee bzw. seinem Inhaltsstoff, dem Epigallocatechingallat, kurz EGCG.

Warum ist die – phasenweise – Kalorienreduktion so wichtig? Ganz einfach: Hunderte von Untersuchungen haben gezeigt, dass dies einer der einfachsten und besten Wege ist, Langlebigkeit zu erreichen, die mit einer guten Gesundheit und großer Vitalität bis ins hohe Lebensalter und einem leistungsfähigen Gehirn verbunden ist. Dies hat man in vielen Studien bewiesen, angefangen von Fruchtfliegen über Mäuse bis hin zu Affen und ersten freiwilligen Versuchen mit Menschen. Obwohl es zunächst völlig absurd erscheint, dass man durch Fasten bzw. »Nicht-Essen« eine bessere Gesundheit und ein längeres Leben erreichen kann, zeigen alle Experimente genau in diese Richtung. Bei näherem Hinsehen wissen wir warum: Die Evolution hat uns mit dem früher erzwungenen Nahrungsmangel eine genetische Ausstattung mitgegeben, die unser Überleben als Menschen gesichert hat. In den Millionen Jahren der Entwicklung des Menschen waren Perioden des Nahrungsmangels bzw. fehlenden Essens völlig normal bzw. an der Tagesordnung. Es gab mal für Tage, vielleicht auch mal für eine Woche oder länger, entweder sehr wenig oder überhaupt nichts zu essen. Diese Urmenschen sind nicht gleich verhungert, denn ihr Körper war an kurzfristige Hungerperioden gut angepasst: Aus dem zellulären Müll, der immer anfällt (besonders Eiweißfragmente), lässt sich Energie bzw. Eiweiß recyceln, das die Notzeiten zu überbrücken hilft und gleichzeitig den Körper »entmüllt«. Auch im Gehirn finden diese Prozesse statt, auch dort häuft sich »Müll« an und kann durch die Autophagie entsorgt werden. Dieser Mechanismus steckt noch heute in unseren Genen und kann genutzt werden. Noch vor 100 Jahren war auch bei uns ein voller Teller, dreimal am Tag, durchaus nichts Selbstverständliches.

In Japan weiß man das alles schon lange. Auch bei uns kennen einige das japanische »Hara-hachibu«, was so viel bedeutet wie, den Magen nur zu 80 % zu füllen. Dies wird in Japan, besonders auf der südlichen Insel Okinawa, seit Jahrhunderten praktiziert. Es ist natürlich noch kein Fasten im wortwörtlichen Sinne, vielmehr eine Form der Kalorienrestriktion, die schon viele gesundheitliche Vorteile bringt und leicht zu praktizieren ist. Oft genügt es schon, sehr langsam zu essen. Dann isst man automatisch weniger und ist trotzdem satt.

Man kann zunächst mal mit einer »Vorstufe« des Fastens beginnen, nämlich Vitalstoffe zuführen, die »Kalorienreduktions-Mimetika« sind, also Substanzen, die uns das Fasten erst einmal ersparen, weil sie dem Körper den Zustand des Fastens »vortäuschen« und damit ähnliche Stoffwechselreaktionen auslösen, wie sie das »richtige« Fasten bewirkt (Spermidin, Grüntee, Resveratrol). Auch Pterostilbene gehört dazu, eine relativ neu entdeckte Substanz, auf die ich an anderer Stelle noch eingehe (S. 146). Alle diese Stoffe sind wertvoll und wichtig. Sie sind aber kein endgültiger Ersatz für das »richtige« Fasten. Durch diese Tür sollten wir ab und zu mal gehen, damit wir unseren Körper entmüllen und entschlacken. Weniger ist mehr. Also müssen wir uns mal mit »Nicht-Essen« beschäftigen.

Paradox: Gesund werden durch Nicht-Essen

Mal nichts essen? Für viele Zeitgenossen undenkbar geworden. »Ich muss Leistung bringen, ich brauche Energie, ich will doch nicht verhungern«, mag manch einer sagen. Das allgegenwärtige Nahrungsangebot, verführerisch in Supermärkten und Bäckereien präsentiert, lässt viele Zeitgenossen zu Daueressern werden. Was aber, wenn man mal auf Nahrung verzichtet (einen Tag, mehrere Tage) oder wenigstens die tägliche Kalorienzahl drastisch verringert? Was passiert dann? Siechen wir dahin und sterben den Hungertod? Bekommt man schlechte Laune? Schwächeanfälle? Ich darf Sie beruhigen: Nichts von alledem. Bis auf ganz wenige Ausnahmen (Schwangere, sehr dünne, untergewichtige Menschen) profitiert jeder vom Fasten. Ich habe tatsächlich noch niemanden getroffen, der das Fasten – wenn auch nach anfänglichen Bedenken – bereut hätte. Ganz im Gegenteil: Ich höre immer wieder Berichte von Patienten, die durch Fasten viel gesünder geworden sind: Arthritis verschwunden, Arthrose und Beweglichkeit gebessert, Gewicht reduziert, Blutdruck gesunken, Diabetes verbessert. Außerdem – und das interessiert uns besonders – ist der Kopf klarer geworden, die Stimmung optimistischer und entscheidungsfreudiger. Wir merken, dass »weniger« also wirklich »mehr« sein kann.

Ich weiß, »fasten« klingt nicht gerade sexy in der heutigen Zeit, es klingt vielmehr nach »Verzicht«, nach wenig »Fun« und sorgt nicht unbedingt für Partystimmung. Denken Sie beim Fasten nicht in erster Linie daran, dass Ihnen etwas weggenommen wird oder Sie auf etwas verzichten, sondern umgekehrt, dass Sie etwas bekommen.

Fasten ist eher ein Geschenk: Sie bekommen Leistungsfähigkeit, Gesundheit, ein längeres, fitteres Leben und können sich im Alter noch an einem gesunden Körper und einem wachen Geist erfreuen. Ich finde: Das ist es doch allemal wert.

Daher nun zum »richtigen« Fasten: Wie fasten wir denn am besten? Fangen wir doch erst mal mit der üblichen Anzahl von Mahlzeiten am Tag an. Drei Mahlzeiten am Tag – das scheint ein ungeschriebenes Gesetz zu sein. Für unsere Vorfahren, die als Bauern und Handwerker hart körperlich gearbeitet haben und einen hohen Kalorienverbrauch hatten, war das sicher sinnvoll. Für die meisten von uns sind aber heute zwei Mahlzeiten pro Tag eigentlich völlig ausreichend. Darüber könnte man doch mal nachdenken. Satt essen kann und sollte man sich natürlich trotzdem. Verwechseln Sie nicht Appetit und Hunger. Das sind zwei völlig unterschiedliche Dinge. Appetit haben wir, wenn wir eine Stunde nach einer Mahlzeit an einem Bäckerladen vorbeilaufen und dort die Schokotörtchen sehen und die frischen Brötchen riechen. Hunger haben wir aber erst, wenn wir am Tag mindestens sechs Stunden nichts gegessen oder uns sehr viel bewegt haben.

Wir können aber auch kurzfristig im traditionellen Stil fasten, also entweder deutlich weniger oder gar nichts essen. Das klingt für Unerfahrene zunächst erschreckend. Wer aber mal gefastet hat, wird den ungeheuren Energieschub, das wunderbare Gefühl der Leichtigkeit und des Ballast-Abwerfens, erfahren. Es muss auch nicht strenges Fasten bzw. Null-Kalorien-Fasten sein. Man kann sehr gut mit Kräutertees, Suppen oder einem Salat die Kalorien mal deutlich reduzieren. Aber hier gleich eine Warnung: Den meisten fällt es leichter, gar nichts zu essen, als sehr wenig. Natürlich, etwas Willensstärke braucht man schon. Aber ich habe noch niemanden getroffen, der das Fasten bereut hätte. Ganz im Gegenteil: Die positiven Effekte auf Gewicht, Figur und Gesundheit zeigen sich deutlich. Alle wichtigen Laborparameter (Zuckerwerte, Blutdruck, schlechtes Cholesterin, Entzündung etc.) messe ich täglich und sehe dabei, dass sich bei fast allen Patienten, die in irgendeiner Form fasten, die Werte deutlich verbessern bzw. in den gesunden Bereich gehen. Fasten ist ein Jungbrunnen für den gesamten Körper, insbesondere aber für das Gehirn.

Der Hirnforscher Mark Mattson von der Johns Hopkins Universität hat sogar festgestellt, dass die schädlichen Amyloid-Plaques im Gehirn durch Fasten verstärkt ausgeschwemmt bzw. abgebaut werden. Das wäre eine wunderbare Nachricht für die Gehirngesundheit. Aber nicht nur das: Fasten kann sogar Ihre Bauchspeicheldrüse regenerieren. Das ist eigentlich schon allein eine sensationelle Nachricht, denn die Schulmedizin behauptet ja, dass sich Pankreaszellen nicht erneuern können (so wie sie lange behauptete, dass sich Hirnzellen nicht erneuern können). Ein überzeugendes Beispiel für die Regenerationskraft des Fastens findet sich in einer aktuellen Studie, die zeigt, dass eine Ernährung, die das Fasten »imitiert«, Diabetes umkehren und die Bauchspeicheldrüse tatsächlich regenerieren kann. Das Experiment – an Mäusen durchgeführt – zeigte, dass durch das Aushungern und die Rückfütterung der Tiere in Zyklen insulinproduzierende Betazellen erzeugt wurden. Beta-Zellen regulieren den Zuckerstoffwechsel, indem sie Insulin ausschütten, wenn der Zuckergehalt im Blut zu hoch ist. Das Insulin senkt dann den Blutzucker wieder auf normale Werte. Sie wissen schon, dass Insulin kein Bösewicht ist, sondern auch vom Gehirn gebraucht wird. Ohne Insulin bekommen Sie z. B. kein Dopamin, das »Belohnungshormon«. Dann fühlen Sie sich lustlos und nicht motiviert, haben »keinen Bock« auf irgendetwas. Wenn wir das Gehirn aber mit zu viel Zucker und damit viel Insulin ständig überfluten, dreht sich dieser Effekt um: Zu viel Insulin wirkt schädlich und erzeugt die Ihnen schon bekannte Insulinresistenz.

Und das ist noch nicht alles: In der gleichen Untersuchung wurden sogar dramatische Verbesserungen bei Multipler Sklerose (MS) festgestellt. Mäuse, die man in Zyklen fasten ließ (kurze Fastenperioden von wenigen Tagen, dann wieder normal gefüttert), konnten sich im günstigsten Fall sogar von Multipler Sklerose befreien. Bei Menschen scheint das auch zu funktionieren: Markus Bock, ein Neurologe an der Charité in Berlin, erforscht neurologische Erkrankungen und deren Zusammenhang mit Ernährung. Auch er hat enorme Verbesserungen, z.B. bei Multiple-Sklerose-Patienten, durch Fasten festgestellt. Typische Symptome wie Schmerzen, Müdigkeit oder Gleichgewichtsstörungen waren dramatisch verbessert. Die Forschungsergebnisse zum Fasten verdichten sich daher immer mehr zu einer sehr verheißungsvollen Strategie, die mit wenig Aufwand und ohne weitere medizinische Hilfsmittel leicht zu Hause anwendbar ist und enorme Effekte zu haben scheint.

Fasten und Langlebigkeit

Der bereits erwähnte Valter Longo ist der Tausendsassa in der Forschung über Langlebigkeit und das Fasten. Er ist Professor für Biochemie und Gerontologie an der renommierten »University of Southern California in Los Angeles« (UCLA). Er beschäftigt sich seit Jahren mit Kalorienrestriktion und Fasten. Er hat in vielen Experimenten den positiven Gesundheitseffekt des Fastens bzw. der Kalorienrestriktion untersucht und vielfach bewiesen. Dabei wurden – zunächst nur an Mäusen, in den letzten Jahren aber auch sehr überzeugend an Menschen – all die positiven gesundheitlichen Auswirkungen gezeigt, die ich oben beschrieben habe. Maus und Mensch stimmen genetisch zu über 90 % überein. Das scheint uns erschreckend (und etwas kränkend), ist aber eine gut bewiesene Tatsache der Genomforschung.

Aber zurück zum Fasten. Die Möglichkeiten, verschiedene Arten des Fastens zu praktizieren, sind daher sehr vielfältig: Man kann für ein paar Tage fasten oder sehr wenig essen oder aber einen Tag pro Woche, manche fasten auch zwei Tage pro Woche. Ich persönlich frühstücke nicht, sondern esse erst gegen 12 Uhr meine erste Mahlzeit. Mein Abendessen nehme ich ungefähr um 19 Uhr ein und dann gibt es erst wieder am nächsten Tag Mittagessen. So habe ich ein »Fasten-Fenster« von ungefähr 17 Stunden, was einem milden und einfach durchzuführenden Fasten entspricht, das keine große Willensanstrengung erfordert, aber die Vorteile des Fastens mitnimmt. Das nennt man heute Intervallfasten. Beliebige Variationen sind möglich. Wem das Frühstück heilig ist, der kann auch gut ab und zu das Abendessen ausfallen lassen. Dann isst man abends entweder gar nichts oder nur eine Suppe oder trinkt Kräutertee. Geht alles. Willkommener Zusatznutzen: Mit diesem Schema lässt sich in aller Regel ohne Diät und fast ohne Mühe das Idealgewicht halten.

Übrigens: Gerade während ich diese Zeilen für dieses Buch schreibe, habe ich drei Tage Fasten hinter mir und spüre einen starken und geradezu euphorischen Motivationsschub, jetzt sofort mit der Schreibarbeit zu beginnen, damit Sie dieses Buch schneller in Ihren Händen halten können.

Ketogene Ernährung: Wunderdiät oder Hype?

Seit einigen Jahren ist eine Ernährungsform bei einigen populär, die sich »ketogene Ernährung« nennt. Was ist das überhaupt? Es bedeutet, dass wir unseren Stoffwechsel von einer gemischten und gesunden Kost (Kohlenhydrate, Eiweiß, Fett, Ballaststoffe, Vitamine etc.) auf eine stark fettlastige Ernährung umstellen. Das Ziel besteht darin, dass der Körper sogenannte »Ketonkörper« bilden soll, die dieser statt Kohlenhydrate als Energieträger nutzen kann. Die Umsetzung ist sehr erfolgreich bei Epilepsie-Patienten, insbesondere bei Kindern. Die Frage lautet allerdings: Bringt das darüber hinaus Vorteile für das Gehirn bzw. für die generelle Gesundheit?

Wahr ist, dass das Gehirn grundsätzlich auf Glukose als Energieträger baut und damit unsere Gehirnzellen mit Energie versorgt. Das Gehirn verbraucht ca. 20 % der verfügbaren Energie, obwohl sein Gewicht nur ca. 2–3 % des Körpergewichts ausmacht. Weil das so ist, hat die Evolution Mechanismen hervorgebracht, die unbedingt sicherstellen, dass das Gehirn nie in ein Energiedefizit gerät. Daher gibt es einen zweiten Stoffwechselweg zur Energieversorgung: Neben der Glukose nutzt es »Ketonkörper«. Diese werden aus Fett (oder Eiweiß) vorzugsweise in der Leber und zum Teil sogar in den Astrozyten des Gehirns hergestellt (Astrozyten sind spezielle Gehirnzellen). Ketonkörper bilden also eine potenzielle »Notreserve«, auf die der Körper zurückgreifen kann, wenn mal keine Kohlenhydrate zur Verfügung stehen, was im Laufe der Evolution sehr häufig der Fall war.

Fasten erzeugt Ketonkörper, die wir ab und zu produzieren sollten, weil unsere »Gedächtniszentrale«, der Hippocampus, dadurch besser wachsen und gedeihen kann, was besonders im höheren Lebensalter wichtig ist. Denn dann funktioniert er mit Ketonkörpern besser. Die kann er besser als Energiequelle verwerten als Glukose. Zuckergenuss bzw. ein hoher Anteil von Kohlenhydraten an der Ernährung stoppen die phasenweise notwendige Bildung dieser Ketonkörper komplett.

Das Umschalten auf diesen Stoffwechselweg ist jedoch nicht so einfach. Man muss dafür entweder das Fasten auf sich nehmen oder zumindest eine starke Kohlenhydratreduktion und gleichzeitig einen hohen Fettkonsum betreiben, meist wird automatisch auch viel Fleisch gegessen. Man ernährt sich dann hauptsächlich von Fett, also zu bis zu 80 %. Das kann für eine Übergangszeit sehr nützlich sein, denn man verliert dadurch recht schnell an Gewicht, wenn man übergewichtig ist, besonders wenn man noch ein Kaloriendefizit einbaut. Aus Gründen, die man noch nicht richtig versteht, verliert der Hippocampus im höheren Lebensalter teilweise die Fähigkeit, sich von Glukose zu ernähren. In vielen Altenheimen oder in der häuslichen Pflege wird dies meist nicht berücksichtigt: Man könnte an der Stelle fragen, warum alten Menschen oft von wohlmeinenden Pflegern oder Angehörigen stark zuckerhaltige Getränke oder der gesüßten Nachmittagskaffee mit Kuchen angeboten werden? Das lässt den Hippocampus schneller verkümmern und den Insulinspiegel unnötig steigen. Damit werden auch Gedächtnisprobleme ausgelöst. Ketonkörper als Glukose-Ersatz kommen dann genau richtig, denn die können immer als Energieträger genutzt werden. Sie entstehen aber nur, wenn wir keinen Zucker essen.

Die Nachteile beachten

Die ketogene Ernährung hat aber auch entscheidende Nachteile: Wenn man über Wochen eine solche Diät einhält, wird der Insulinspiegel extrem nach unten geregelt. Das bedeutet, dass zu wenig Insulin vorhanden ist, um Proteinsynthese zu betreiben. Man verliert also Muskelmasse und das ist – gerade bei älteren Menschen – überhaupt nicht gut. Nun, werden Sie sagen: »Ich dachte, ein niedriges Insulin ist gut.« Das stimmt auch, wie wir bereits mehrfach festgestellt haben. Ein dauerhaft zu niedriges Insulin ist aber genauso schlecht. Wir brauchen eine gewisse Menge Insulin, auch für das Gehirn. Dort ist es an verschiedenen Stoffwechselwegen beteiligt, auch zur Produktion von Neurotransmittern, z. B. GABA, dem Neurotransmitter, der eine eher beruhigende Wirkung hat. Außerdem werden Sie bei einer solchen Ernährung durch die fehlenden Ballaststoffe Verstopfung bekommen bzw. ganz generell Ihr Mikrobiom und damit die Darm-Hirn-Achse schädigen. Die Mikrobenvielfalt nimmt ab und damit die Fähigkeit, all die wunderbaren Stoffe, z. B. Hormone und Neurotransmitter, im Darm zu produzieren. 80 % Fett in der täglichen Ernährung ist außerdem sehr einseitig und langweilig. Man hält das nicht lange durch. Es bleibt zu wenig Raum für Vielfalt und Abwechslung. Fazit: Eine vorübergehende ketogene Ernährung ist gut. Sie schaffen sich damit mehr »metabolische Flexibilität«. Ihr Körper kann nicht nur aus Zucker bzw. Kohlenhydraten Energie gewinnen, sondern auch aus Ketonkörpern. Langfristig ist diese Diät aber schwer durchzuhalten und hat auch die bereits aufgeführten Nachteile.

Eine weitere Konsequenz einer solchen Diät ist die Tatsache, dass eine längere Ketose das wichtige Schilddrüsenhormon T3 herunterregelt und Sie dann eine Schilddrüsenunterfunktion mit allen Symptomen wie Schlappheit, Müdigkeit, Haarausfall und leichtem Frieren bekommen. Wenn sich dann auch noch eine »physiologische Insulinresistenz« entwickelt, weil wir zu viele Fettsäuren im Blut haben und der Körper nicht mehr auf das Insulinsignal reagiert, wenn man diese Diät lange genug durchführt, gerät bald der gesamte Stoffwechsel, auch der des Gehirns, aus dem Gleichgewicht. Durch den hohen Fettkonsum entwickelt sich langfristig eine Fettleber, an der sowieso schon zu viele Zeitgenossen leiden. Das alles wollen wir nun aber überhaupt nicht. Zu viel Fett im Körper durch zu viel Essen oder zu wenig Bewegung, meist beides, trägt außerdem zur »stillen Entzündung« bei, mit der wir uns im nächsten Kapitel beschäftigen.

Die stille Entzündung

Das kennt jeder: Sie schnippeln gerade das Gemüse klein – und haben sich in den Finger geschnitten. Es läuft ein bisschen Blut heraus und Sie kleben ein Pflaster drauf. Nach kurzer Zeit hört es auf zu bluten, denn Gerinnungsfaktoren lassen das Blut gerinnen, weiße Blutzellen werden angelockt und Makrophagen verschlingen eingedrungene Erreger oder beschädigte Gewebe und Hautzellen. Später bildet sich ein Fibrinnetz und verschließt die Wunde. Schließlich formiert sich sogenanntes Granulationsgewebe, die Wunde ist noch rot, aber sie heilt von den Rändern her zu. Dann klingt die Entzündung wieder ab, sie hat ihre Funktion erfüllt. Das ist der normale und gesunde Ablauf einer Entzündung. Eine »normale« Entzündung ist also im Prinzip etwas Gutes, der Körper reagiert auf äußere oder innere Schäden oder Angriffe und heilt sich quasi selbst. So weit, so gut.

Ganz anders sieht es bei der »stillen Entzündung« aus: Es kann sein, dass Sie sich irgendwo in Ihrem Körper eine oder sogar mehrere stille Entzündungen eingefangen haben, von denen Sie zunächst überhaupt nichts spüren. Das gilt besonders für das Gehirn. Wir haben keine Wahrnehmung für Entzündungsprozesse, die direkt im Gehirn stattfinden und dort langsam, aber sicher ihre zerstörerische Arbeit verrichten. Dabei werden körpereigene Botenstoffe ausgeschüttet, sogenannte Zytokine, die eine stille Entzündung fördern und unterhalten.

Aber woher kommt die stille Entzündung überhaupt? Eigentlich will der Körper uns ja mit einer Entzündung vor Verletzungen, vor Giften oder anderen schädlichen Einflüssen retten (z. B. vor Bakterien oder Viren). Es kann aber sein, dass das Immunsystem fehlreagiert, also entweder zu schwach oder zu stark. Reagiert es zu schwach, kann es Krankheiten nicht verhindern oder Erreger nicht abtöten. Reagiert es zu stark, wird die eigentlich erwünschte Entzündungsreaktion überschießend oder chronisch. In beiden Fällen kann eine stille Entzündung entstehen. Sie ist wie ein Schwelbrand, der kaum sichtbar sein zerstörerisches Werk verrichtet und weder von den Hausbewohnern noch von der Feuerwehr erkannt wird.

Wir haben jedoch durch unseren Lebensstil und unsere Gewohnheiten – besonders die Essgewohnheiten – entscheidenden Einfluss auf das Geschehen.

Wir können das Entzündungsgeschehen durch unser eigenes Tun eindämmen oder sogar verhindern, wenn wir schädliche Gewohnheiten ablegen oder wenigstens reduzieren.

Einen Teil dieser schlechten Gewohnheiten kennen wir schon:

- zu viele einfache Kohlenhydrate (Zucker, Süßgetränke)
- Rauchen
- Übergewicht
- Bewegungsmangel und langes Sitzen
- zu viel entzündungsfördernde Fette (Omega-6-Fettsäuren: Distelöl, Sonnenblumenöl), Transfette
- schlechte Kombination der Nahrungsmittel: Zucker und Fett gleichzeitig (Fast Food, Süßigkeiten, Kuchen)
- Übersäuerung (zu wenig grünes Blattgemüse oder Salate, zu viel Fleisch, Wurst, Käse)
- erhöhter Kortisolspiegel durch chronischen Stress
- zu wenig Vitamine, Mineralstoffe und sekundäre Pflanzenstoffe

Was Sie essen und wie Sie essen, ob Sie zwischendurch mal fasten, hat daher einen großen Einfluss. Alle oben aufgeführten Dinge tragen zur stillen Entzündung bei und begünstigen die Entstehung von Krankheiten. Ein Teufelskreis entsteht, denn die entstehenden Krankheiten begünstigen ihrerseits die stille Entzündung. Besonders häufig ist die stille Entzündung eine Begleiterscheinung folgender Krankheiten:

- Diabetes
- Herzerkrankungen
- Alzheimer und Parkinson
- Depression
- rheumatoide Arthritis
- Reizdarm (kann zu zu einem Leaky Gut und Morbus Crohn führen)
- unerkanntes Herdgeschehen: Galle, Blinddarm, wurzelgefüllte Zähne oder Implantate (Zahn, Knie, Hüfte) aller Art sind chronisch entzündet.

Besonders erwähnen möchte ich noch einmal das Übergewicht bzw. das Bauchfett, das entzündungsfördernde Botenstoffe ins Blut abgibt. Übergewicht allein reicht also schon, um eine stille Entzündung zu provozieren. Selbstverständlich wirkt sich die stille Entzündung auch auf die Gedächtnisfunktion aus, da Zellen des Hippocampus und des Frontallappens dadurch langfristig ebenfalls geschädigt werden. Wir sollten daher unseren Lebensstil dahingehend überprüfen, ob wir es nicht in der Hand haben, die schleichende stille Entzündung wenigstens einzudämmen, wenn wir sie auch vielleicht nicht ganz vermeiden können. Das Alter spielt leider auch eine Rolle, da wir im Alter eher in eine Stoffwechsellage geraten, die eine stille Entzündung begünstigt. Gerade dann nehmen die körperlichen Probleme in aller Regel zu, was natürlich auch für das Gehirn und die geistige Leistungsfähigkeit gilt.

Zum Glück können wir etwas tun. Es gibt viele entzündungshemmende Lebensmittel, die wir problemlos in unsere Ernährung integrieren bzw. auf den Teller bringen können. Es sind zum Teil alte Freunde, die Sie schon kennen oder noch kennenlernen werden:

- Omega-3-Fettsäuren in Lachs, Makrele, Hering oder in Walnüssen und Leinsamen
- schwefelhaltiges Gemüse: Brokkoli, Blumenkohl, Grünkohl, Rosenkohl, Zwiebel, Knoblauch
- Oliven und Olivenöl
- Ingwer und Kurkuma
- Kamille und Salbei
- Zimt
- Papaya
- viele frische Gartenkräuter (z. B. Brennnessel, Giersch, Meerrettich, Bärlauch, Thymian, Arnika)

Das ist eine lange Liste, aus der Sie sich immer mal wieder etwas aussuchen können. Wenn wir uns dann noch einen aktiven Lebensstil angewöhnen, mit wenig Sitzen, viel Bewegung, gemäßigtem Ausdauersport und genügend Schlaf und Stressbewältigung, haben wir eine gute Chance, die stille Entzündung im Zaum zu halten und die damit verbundenen Krankheiten erst gar nicht entstehen zu lassen. Unser Körper und ganz besonders unser Gehirn wird es uns mit viel Freude und hoher Leistungsfähigkeit auch im fortgeschrittenen Alter danken.

4. Der Tanz des Lebens:

Bewegung
Erholung
Denksport

Bewegung und Erholung sind untrennbarer Bestandteil eines jeden Gesundheitsprogramms, das diesen Namen verdient. Klar, manchmal ist der innere Schweinehund stark und will uns von körperlicher Bewegung abhalten. Aber wir sollten nicht auf ihn hören. Es ist auch keinesfalls erforderlich, dass Sie Marathon laufen oder sich sonstige sportliche Höchstleistungen abverlangen. Ein mäßiges Sportprogramm, das sowohl ein Herz-Kreislauf-Training als auch ein bisschen Kraft- und Beweglichkeitstraining (z. B. Yoga) einschließt, ist alles, was Sie brauchen.

Die Tausend-Dollar-Pille

Stellen Sie sich vor, es gäbe eine Pille, die Dutzende positive Wirkungen auf den Körper hätte. Sie könnte zum Beispiel das Gewicht abbauen, gegen Krebs vorbeugen, das Herz stärken, die Fettwerte senken, die Sauerstoffversorgung und den Stoffwechsel des Gehirns verbessern und entgiften. Zusätzlich machte sie gute Laune, verhinderte Depression und hülfe, die Knochen zu kräftigen. Noch dazu wären bei richtigem Gebrauch praktisch keinerlei Nebenwirkungen bekannt. Eigentlich müsste eine solche Pille wegen dieser vielen positiven Wirkungen sündhaft teuer sein. Wir würden dann alle gerne diese Pille nehmen, oder?

Aber: Oh Wunder! Diese »Pille« ist nicht nur für jeden zu haben, sondern sogar kostenlos! Würden Sie daher zu einer solchen Pille greifen? Also wenn Sie mich fragen, ich würde laut »Jaaaa« rufen. Tatsächlich gibt es diese Pille. Es ist doch erstaunlich, dass wir alle gerne nach »Wunderpillen« suchen und eifrig Anzeigen und Zeitschriftenartikel lesen, wo diese Wunderpillen angepriesen werden, die aber – sobald sie teuer eingekauft sind – ihre wahre »Wunderwirkung« nicht so recht entfalten wollen und dann in der hintersten Ecke der untersten Schublade verkümmern oder gar bald in der Mülltonne landen, weil sie aus unerfindlichen Gründen doch nicht das gebracht haben, was wir uns erhofft haben.

Dabei ignorieren wir das viel näher Liegende gerne. Das Geheimnis? Mäßige sportliche Betätigung. »Ooch«, werden Sie vielleicht sagen. »Das wusste ich ja schon, nichts Neues.« Recht haben Sie! Das Problem ist nur: Wissen allein nützt nichts, man muss es auch tun. Die meisten Deutschen wissen das. Sie sind aber trotzdem Bewegungsmuffel. Das Wissen führt nicht zum aktiven Handeln. Zu viele Couch-Potatos lümmeln auf dem Sofa herum. Sport? Ja, gerne: Im Fernsehen, Fußball gucken.

Nur eine Minderheit von 42 % erreicht das laut World Health Organization (WHO) anzustrebende Ziel von 150 Minuten Sport bzw. aktive Bewegung pro Woche.

Vermutlich ist die Zahl in Wirklichkeit noch geringer, weil sie auf Befragungen beruht, und da traut sich manch einer nicht, zur bewegungsmuffeligen Wahrheit zu stehen.

Dabei wissen wir so viel über den Einfluss von Sport und Bewegung auf die Gesundheit: Die Erkenntnisse sind inzwischen so gut gesichert und so gut in die Praxis umgesetzt, dass kein Zweifel mehr daran besteht, dass sportliche Betätigung eine Vielzahl von körperlichen Leiden nicht nur bessert, sondern im Einzelfall auch heilen kann. Das gilt z. B. für Rückenschmerzen, die ja zur Volkskrankheit geworden sind und jährlich Milliarden an Gesundheitskosten verursachen. Meiner Meinung nach völlig überflüssig. Gegen Rückenschmerzen z. B. hilft – von wenigen Ausnahmen abgesehen – nur gezieltes Training der Rumpf- und Rückenmuskulatur. Die grundsätzliche Erkenntnis, dass, ein regelmäßiges körperliches Training uns richtig guttut, lässt sich auf viele andere Krankheiten und Beschwerden übertragen: Herz-Kreislauf-Beschwerden, Übergewicht, Diabetes, Bluthochdruck, rheumatische Erkrankungen, Depressionen oder Osteoporose.

Bewegung hat auch für die Hirngesundheit eine überragende Bedeutung. Man kann von dem in diesem Buch vorgestellten Gesamtprogramm durchaus einiges weglassen, Sport oder Bewegung jedoch nicht. Bewegung ist unerlässlich, wenn man hirngesund bleiben will.

Was genau geht da in unserem Körper vor und warum ist Bewegung so wichtig? Fangen wir wieder mit unseren alten Bekannten an, den Mitochondrien. Bewegungsreize zeigen dem Körper an, dass Energie gebraucht wird und er schleunigst die Energieerzeugung ankurbeln soll. Regelmäßiges Training bewirkt daher, dass wir mehr Mitochondrien bilden und die vorhandenen größer und leistungsfähiger werden, mehr ATP produzieren und daher allen Zellen einen Energieschub verleihen – natürlich auch den Gehirnzellen. Wenn wir Sport treiben, wird in erster Linie die Muskulatur angesprochen und diese ist untrennbar mit unserem Nervensystem verbunden. Durch Bewegung oder Sport werden Zytokine (Botenstoffe) gebildet, die auch die Milliarden Nervenzellen des Gehirns dazu anregen, eine Fülle positiver Effekte auszulösen. Die Herzleistung und Blutversorgung verbessern sich. Hormone, nämlich Östrogen, Testosteron und Progesteron fluten an und entfalten ihre gefäßschützende Wirkung. Arteriosklerose wird verhindert oder zumindest günstig beeinflusst. Durch Irisin, ein Botenstoff, der in Muskeln gebildet und durch körperliches Training, besonders Krafttraining ausgeschüttet wird, entsteht ein Wachstumsreiz auf den Hippocampus. Und dort wird der Ihnen bereits bekannte und überaus wichtige Nervenwachstumsfaktor BDNF verstärkt gebildet. Das sorgt für neue Gehirnzellen in dieser besonders wichtigen Gehirnregion. Gleichzeitig wird die sogenannte Konnektivität, also die Verbindungsdichte und die Schnelligkeit der Hirnsignale, verbessert. Das Resultat bemerken Sie an einer besseren Denkfähigkeit, einem besseren Gedächtnis und mehr Kreativität.

Fazit: Körperliches Training baut neue Gehirnzellen.

Die Gehirngefäße sind sehr dünn und empfindlich, brauchen aber trotzdem sehr viel Sauerstoff. Sie profitieren daher besonders von sportlicher Betätigung, denn dadurch verbessern sich Blutversorgung und Sauerstofftransport. Haben Sie nicht auch schon mal erlebt, wie Sie nach einem Dauerlauf oder einem schnellen Spaziergang besonders gut denken konnten, sich frisch und wach im Kopf gefühlt haben? Ihr Gehirn ist von Sauerstoff durchflutet worden und kann seine optimale Leistungsfähigkeit entfalten. Wer längere Zeit regelmäßig trainiert, fördert außerdem die Neubildung von Kapillaren, das sind die kleinsten und dünnsten Blutgefäße, die besonders dicht im Gehirn vorhanden sind. Dadurch wird es besser durchblutet und kann effektiver mit Nährstoffen und Sauerstoff versorgt werden. Man kann es auch anders ausdrücken: Bewegungsarmut schädigt den ganzen Körper, auch das Nervensystem und damit das Gehirn. Ein Stubenhocker kann also nicht erwarten, gesund zu bleiben oder ein leistungsfähiges Gehirn zu behalten. Auf jeden Fall wird das gesundheitliche Risiko durch mangelnde Bewegung massiv erhöht.

Für Träger des ApoE-4-Gens ergeben sich besonders günstige Effekte eines regelmäßigen körperlichen Trainings: Untersuchungen zeigen, dass ApoE-4-Träger durch Training die schädlichen Amyloid-Plaques praktisch vermeiden bzw. sie auf das gesunde und damit normales Niveau senken können, wie es bei Nicht-Trägern dieses Gens besteht. Das ist eine ungeheuer positive Nachricht, denn dadurch kann man die stärkste genetische Komponente für die Alzheimer Erkrankung praktisch ausschalten! In einer groß angelegten Studie von Helena Hörder an 1462 Frauen in Schweden wurde der Zusammenhang zwischen Demenz und körperlicher Leistungsfähigkeit untersucht. Die fittesten Teilnehmerinnen erreichten dabei ungefähr eine Senkung des Demenzrisikos von 90 %. Damit hatten sie sich praktisch selbst gegen Demenz immunisiert. Dieser Weg steht uns allen offen!

Wie viel gesunde Bewegung ist nun besonders förderlich und empfehlenswert? In der Praxis hat sich wieder eine alte Wahrheit als richtig erwiesen: »Mäßig, aber regelmäßig.« Das ist die Quintessenz aus Tausenden von Studien, die es dazu weltweit gibt. Das Optimum besteht darin, dass wir Extreme vermeiden: Nichtstun oder zu wenig ist genauso schlecht wie zu viel. Ehrgeizige Übertreibungen schädigen den Körper ebenfalls, besonders wenn er untrainiert ist. Konkret bedeutet das Folgendes:

- Suchen Sie sich einen Ausdauersport, der Ihnen Freude bereitet (Walken, Joggen, Schwimmen, Radfahren). Trainieren Sie fünf Mal pro Woche 30–45 Minuten. Das hört sich vielleicht nach viel an. Aber ein gesundes Gehirn sollte es uns wert sein.
- Ein oder zwei Besuche pro Woche im Fitnessstudio mit etwas Krafttraining sollten im obigen Programm auch enthalten sein. Ausdauersport können Sie dort gleich mit erledigen. Krafttraining ist auch gesund fürs Gehirn.
- Ist die Zeit mal knapp, reichen täglich 30–45 Minuten schnelles Spazierengehen. Wenn Sie dabei ein bisschen schwitzen, umso besser.

Das ist alles. Wahrlich ein Programm, das jeder von uns durchführen kann. Wer glaubt, die Zeit dafür nicht zu haben, sollte seine Prioritäten überdenken. Es ist ja nicht so, dass wir dafür keine Zeit hätten, sondern vielmehr so, dass wir anderes als wichtiger erachten. Setzen Sie auf den Gewohnheitseffekt: Wenn Sie das obige Programm – zunächst mit etwas Disziplin – einen Monat durchgehalten haben, brauchen Sie ab dem zweiten Monat die Disziplin meist nicht mehr. Das Programm ist Ihnen in Fleisch und Blut übergegangen und Sie wollen gar nicht mehr anders. Sie haben es geschafft! Wenn man an einem Tag gut trainiert hat, freut man sich abends auf sein Bett und darf auf erholsamen und regenerierenden Schlaf und süße Träume hoffen.

Gesunder Schlaf

Prof. Jan Born aus Tübingen erforscht unser Schlafverhalten. Lange für richtig erachtete Auffassungen sind plötzlich veraltet oder stellen sich nun sogar als falsch heraus. Wie ist das z. B. mit dem Lernen im Schlaf? Das ständige Lernen ist ja eine wichtige Funktion des gesunden Gehirns. Bis heute gibt es leider noch keine »Lernmaschine«, die uns im Schlaf – ganz ohne Anstrengung – auf wundersame Weise zu neuem Wissen verhilft. Bisher glaubte man, dass das Lernen hauptsächlich im sogenannten »REM-Schlaf«, das heißt in der Traumphase, stattfindet. Dies hat sich als falsch erwiesen. Lernen findet demnach hauptsächlich in der Tiefschlafphase statt. Tiefschlafphasen sind also in Wirklichkeit unser nächtlicher Jungbrunnen, Lernmeister und Wohlfühl-Batterie gleichzeitig. Die in den Tiefschlafphasen erzeugten langsamen Delta- und Theta-Wellen ziehen bis in den Hippocampus, die Hirnregion, die für Lernen und Erinnerung, hauptsächlich für das Kurzzeitgedächtnis, zuständig ist. Von dort können die Lerninhalte ins Langzeitgedächtnis übergehen. Aber ohne den Umweg über den Hippocampus funktioniert der Übergang vom Kurzfristlernen zur langfristigen Speicherung von Wissen nicht. Aus diesem Grund ist die Schlafqualität für die Hirngesundheit von so elementarer Bedeutung. Menschen, die eine schlechte Schlafhygiene betreiben, also z. B. kurz vor dem Schlafengehen noch einen Krimi gucken, hektisch E-Mails am Computer oder auf dem Smartphone checken, eine sehr helle, abendliche Lichtumgebung bevorzugen, schlafen kürzer, schlechter und weniger tief und bringen sich daher um den gesunden Schlaf.

Beliebt ist auch die Angewohnheit, kontroverse und konfliktbeladene Themen des gemeinsamen Ehelebens oder der Partnerschaft exakt vor dem Schlafengehen zu diskutieren. Damit schaltet man den Körper auf Stress oder gar »Angriff oder Flucht« und das Stresshormon Kortisol wird auf schwindelnde Höhen gejagt und damit Blutdruck, Herzfrequenz und Zuckerspiegel in die Höhe getrieben. Die gute Laune geht gleichzeitig in den Keller. Der Körper braucht dann im besten Fall mehrere Stunden, bis er sich davon einigermaßen erholt hat und das Kortisol auf Normalwerte gesunken ist. Das Endergebnis sieht dann so aus, dass wir zwar hundemüde und kaputt sind, aber trotzdem nicht schlafen können. Der Schlaf wird kurz, flach und unruhig und wir wachen am nächsten Morgen wie gerädert auf. Unserem ganzen Körper und damit selbstverständlich unserem Gehirn fehlt die nächtliche ausgedehnte Erholung, besonders die Tiefschlafphasen: Wir sind gereizt, unaufmerksam und fahrig. Die Leistungsfähigkeit ist beeinträchtigt, wir können uns nicht konzentrieren und machen Fehler. Unsere Laune ist mies und wir werden emotional labil und leicht aggressiv.

Außerdem haben wir eingebaute »Uhren« oder »Zeitgeber« in unserem Gehirn, die empfindlich auf Schlafentzug oder unregelmäßigen zeitlichen Rhythmus reagieren. Wir vergessen meist, dass wir seit Jahrtausenden in sogenannte zirkadiane (einen Tag dauernde) Rhythmen eingebunden sind, die gestört werden, wenn wir den Schlaf verkürzen oder als Nebensache und lästiges Übel betrachten. Eine ganze Wissenschaft hat sich etabliert, die »Chronobiologie«, die diese Rhythmen untersucht, um Hinweise für bessere Schlafgewohnheiten zu bekommen. Die Harvard Medical School hat sogar nachgewiesen, dass Schlafentzug langfristig Übergewicht, Herzerkrankungen, Diabetes und Krebserkrankungen fördert.

Was also tun? Die Schlafhygiene muss jeder selbst beachten und den gesunden Schlaf als wichtige Maßnahme für die eigene Gesundheit annehmen. Der Organismus lässt sich für ein paar Tage oder sogar ein paar Wochen »austricksen«. Langfristig sind jedoch gesundheitliche Schäden und psychische Befindlichkeitsstörungen einschließlich nachlassender Gehirnleistung unvermeidlich.

Helfen kann uns dabei – vorübergehend – ein Hormon, das wir zur Unterstützung eines gesunden Schlafes einsetzen können: Melatonin.

Das Hormon bewirkt beim gesunden Menschen nicht nur eine gute Schlafqualität, sondern ist auch ein sehr starkes Antioxidans mit guter Entgiftungswirkung. Es kann sogar die Blut-Hirn-Schranke überwinden und bietet daher gerade dort Schutz vor freien Radikalen. Außerdem wirkt es sich sogar günstig auf die Prävention gegen verschiedene Krebsarten aus und hilft, die Nebenwirkungen einer Chemotherapie zu verringern. Günstige Wirkungen auf die Haut nehmen wir gerne mit, da Melatonin einen verjüngenden und regenerierenden Effekt auf die Haut hat, besonders gegen die schädlichen UV-Strahlen, die der Haut besonders zusetzen und sie faltig, alt und zerknittert aussehen lassen.

Hier kommt das »glymphatische System« ins Spiel. Den Ausdruck gibt es erst seit wenigen Jahren. Er ist ein Kunstwort aus »Glia« = »Leim« (also Gliazellen im Gehirn) und »lymphatisches System«. Das lymphatische System kommt selbstverständlich auch im Gehirn vor. Es hat daher eine eigene zusätzliche Müllentsorgung, die Abfallstoffe, ähnlich dem lymphatischen System im übrigen Körper, entsorgt. Vereinfacht kann man sich das so vorstellen: Ein kleiner Teil des Liquors (Nervenwasser, das Gehirn und Rückenmark umgibt) fließt aus dem Raum zwischen Gehirn und Schädeldecke in ein Transportsystem, das von Gliazellen umschlossen ist. Dann wird ein Teil des »Mülls« mithilfe der arteriellen glymphatischen Pump-Funktion aus dem Gehirn in das venöse System abgeführt und dort entsorgt. Seit Langem wird von einigen Neurowissenschaftlern daher die These vertreten, dass z. B. die Alzheimer- und Parkinsonkrankheit vielleicht nichts anderes sind als ein verstopftes glymphatisches System im Gehirn. »Was aber hat das glymphatische System mit gesundem Schlaf zu tun?«, werden Sie fragen. Jetzt kommt der Clou: Es funktioniert im Wesentlichen nur im Schlaf. Während des Wachseins ist die Aktivität des glymphatischen Systems fast bei null! Noch ein wichtiger Grund, dem gesunden Schlaf die Aufmerksamkeit zu schenken, die er verdient.

Die meisten Menschen mit Schlafproblemen haben außerdem einen Magnesiummangel. Magnesium kann man auch als »Salz der Ausgeglichenheit« bezeichnen. Es dämpft auf natürliche Weise die Übererregung im Gehirn und hat eine beruhigende und entspannende Wirkung. Die beste Wirkung auf das Gehirn hat eine besondere Magnesiumverbindung, nämlich das Magnesium-Threonat. Es kann den Ihnen schon bekannten BDNF-Wachstumsfaktor anregen und damit neue Gehirnzellen wachsen lassen. Auch die Nervenzellen des Hippocampus werden durch Magnesium-Threonat befähigt, die Aktivität der Synapsen und deren vielfältige Verbindungen im Gehirn effektiv zu stärken. Dadurch verbessert sich die Kommunikation der Gehirnzellen untereinander und die Verarbeitungsgeschwindigkeit nimmt zu. Das führt auch zu einem besseren Gedächtnis. Sogar schädliche Amyloid-Ablagerungen bzw. deren Elimination werden günstig beeinflusst.

Kommen wir zurück auf das Melatonin, unseren kleinen Helfer für gesunden Schlaf. Das Melatonin allein ist kein »Problemlöser« für alle Schlafprobleme. Warum? Die Schlafqualität verbessert sich durch Melatonin nur, wenn nicht gegen die äußeren Bedingungen der Schlafhygiene – wie oben aufgeführt – verstoßen wird. Das Melatonin wird in der Zirbeldrüse (Epiphyse), einer kleinen Drüse im Gehirn, nicht größer als eine Erbse, am Abend und in der Nacht produziert und macht den Schlaf regenerierend und tief und nur deswegen wirklich gesund. Helles Licht dagegen stoppt die Melatoninproduktion. Die Wirkung des natürlichen Melatonins ist einzigartig und kann nicht durch schulmedizinische Schlafmittel erreicht werden, wie z. B. durch Benzodiazepine. Ein bekanntes Mittel dieser Klasse wäre z. B. Valium. Ganz im Gegenteil: Mittel wie Valium erhöhen die Wahrscheinlichkeit, an Demenz oder Alzheimer zu erkranken. Wenn wir also mit Melatonin ein Mittel als körpereigenes Hormon zur Verfügung haben, sollten wir diesem den Vorzug geben.

Also daran denken: Vor dem Schlafengehen nicht mehr das superhelle Licht am Schreibtisch einschalten oder die Flimmerkiste, sondern eher die gemütliche Wohnzimmerlampe, die uns Entspannung, Ruhe und Wärme vermittelt.

Übrigens: Wer gut schlafen will, braucht Zink. Zink ist im Körper an Hunderten von enzymatischen Reaktionen beteiligt. Unter anderem regelt es die Melatoninproduktion. Ohne Zink kein regenerierender Tiefschlaf.

Neben dem Tagesrhythmus gibt es einen langfristigen Lebensrhythmus des Melatonins, das seinen höchsten Wert bei Kindern erreicht und dann über die Lebenszeit langsam abfällt. Mit 70 Jahren haben wir ungefähr nur noch 10 % des jugendlichen Melatonin-Wertes in unserem Blut. Kein Wunder also, dass alte Menschen häufig über schlechten Schlaf und wenig Erholung während der Nacht klagen. Melatonin ist gut verträglich, versehentlich höhere Dosen haben praktisch keine Nebenwirkungen. Trotzdem ist es nicht sinnvoll, Mega-Dosen einzuwerfen. Für die meisten sind 1,5 bis 3 Milligramm eine halbe Stunde vor dem Schlafengehen ausreichend.

Das Gehirn umbauen – geht das?

Die »kleine Schwester« des erholsamen Schlafes ist die Meditation. Die heutige Zeit der Hektik, des Termindrucks und der ständigen Erreichbarkeit, gepaart mit hohen Anforderungen am Arbeitsplatz, oft sogar Überforderung in der Freizeit mit zu viel Medienkonsum oder sportlicher Übertreibung, lechzt geradezu nach einer Methode, nach der man die negativen Auswirkungen auf den Organismus im Allgemeinen und das Gehirn im Besonderen abschwächen kann. Meditation ist nicht nur etwas für vom Buddhismus angehauchte Mitmenschen, die sich in ihre Höhle in den Bergen zurückziehen, um dort viele Stunden täglich zu meditieren, sondern für uns alle. Meditation wird seit vielen Jahrhunderten in Asien praktiziert und bei den meisten regelmäßig Meditierenden kann man heute die positiven Effekte auf Körper und Gehirn mit modernen Messmethoden zweifelsfrei nachweisen. Man findet sogar handfeste anatomische Veränderungen im Gehirn, also nichts mit »Esoterik«, ganz im Gegenteil: Besonders günstig wirkt sich eine meditative Praxis auf den sogenannten »präfrontalen Kortex« aus, das ist die Hirnregion, die ungefähr hinter unserer Stirn liegt. Ohne einen leistungsfähigen präfrontalen Kortex können wir nicht gut planen, analysieren und mit der Komplexität der heutigen Welt umgehen. Die weitverbreitete Verunsicherung und eine diffuse Angst bei vielen Menschen sind nicht nur psychische Phänomene, sondern sie haben ganz konkret etwas mit der Struktur und der Leistungsfähigkeit unseres Gehirns zu tun. Wir können diese Hirnregion durch regelmäßiges meditatives Üben trainieren, ganz wie ein Muskel im übrigen Teil des Körpers trainierbar ist.

Bei regelmäßig Meditierenden fällt besonders positiv eine deutlich erhöhte Konzentrationsfähigkeit auf, die uns durch die oben beschriebene Hektik und ständige Ablenkung verloren zu gehen droht. Haben Sie es nicht auch schon bemerkt? Wie lange können Sie darauf hoffen, dass Ihnen ein Gesprächspartner konzentriert zuhört? Eine Minute? Zwei Minuten? Gar fünf Minuten? So beschämend kurz sind die »üblichen« Zeitspannen des wirklich ernsthaften und konzentrierten Zuhörens in der täglichen Routine geworden. Wie lange können Sie selbst konzentriert zuhören, ohne dass der Impuls zur Ablenkung, zum Rückfall in die eigene gewohnte Gedankenwelt, zur sprunghaften Hinwendung zu etwas ganz anderem, vermeintlich Interessanterem, überhandnimmt? Vor unserem geistigen Auge sehen wir den Mitmenschen, der im Durchschnitt 80 Mal pro Tag auf sein Handy schaut. Konzentration oder konzentriertes Arbeiten, Kommunizieren und Zuhören laufen Gefahr, in das Nirwana der Beliebigkeit abzudriften. Viel zu oft wird unser Verhalten sprunghaft und fahrig. Wir werden leicht Opfer impulsgesteuerter Ablenkung. Facebook, Twitter und YouTube-Videos sind 24 Stunden verfügbar – vom Handy ganz zu schweigen. Sie alle locken mit ständigen »Appetithappen« zur Ablenkung und zur seichten Unterhaltung. Unsere Inbox im E-Mail-Konto ist anscheinend immer voll und muss bearbeitet werden. Von den beruflichen und privaten Sorgen ganz zu schweigen. Das alles führt dazu, dass sich das Stressniveau erhöht und wir in eine chronische Stressreaktion hineinlaufen (S. 55). All das muss aber nicht sein. Man kann das Ruder herumreißen und sich diese schlechten Gewohnheiten abtrainieren und ihnen etwas entgegensetzen.

Mediation ist nicht mehr und nicht weniger als ein wunderbares Werkzeug, um »runterzukommen«, zu entspannen und die Prioritäten im Leben neu zu ordnen. Ein oder zwei Mal pro Tag einfach nur konzentrierte Stille eintreten zu lassen, der Hektik gänzlich zu entsagen und den ewig fließenden Gedankenstrom abzubremsen, tut unserem Gehirn äußerst gut. Warum? Denken wir wieder an unseren Steinzeitmenschen: Der hatte immer wieder mal Phasen des Nichtstuns, des Dösens und des Ausruhens in seinem Tagesablauf. Da saß er (oder sie) vor der Höhle, blinzelte in die Sonne und schloss vielleicht mal die

Augen für ein Nickerchen. Es war vor allem ruhig. Wenn überhaupt, hörte er höchstens Naturgeräusche: das Rauschen des Windes im Blätterwald, vielleicht das Plätschern eines Sees oder Vogelgesang. Das allein war oft schon Entspannung pur. Diese Phasen des Ausruhens sind deshalb tief in unseren Genen verankert. Sie befreien uns vom Stress und der nicht enden wollenden Geschäftigkeit, die viele heute umgibt und die wir sogar manchmal freiwillig wählen, weil unser Selbstbewusstsein in verrückter Weise oft davon abhängt, ob wir »gefragt sind«, »beschäftigt sind«, »viele Termine haben« und deswegen Hektik erleben und selbst auch Hektik verbreiten. Für einen solchen Lebensstil sind wir genetisch nicht ausgestattet. Regelmäßiges Meditieren kann daher zu einer großen Entlastung unserer Psyche bzw. unseres Gehirns werden.

Die Vorteile des Meditierens sind inzwischen gut erforscht und so weitreichend, dass eigentlich jeder von dieser wunderbar schlichten Übung für die eigene geistige Gesundheit und Leistungsfähigkeit profitieren kann.

Was können wir also konkret von einer regelmäßigen Meditationspraxis für unser Gehirn erwarten?

- Der präfrontale Kortex (da wo rationales Denken, Analysieren und Abwägen erfolgen), wird verstärkt. Wir werden entscheidungsfreudiger, klarer und selbstsicherer. Wir können schwierige Entscheidungen leichter treffen und kommen weit besser mit widersprüchlichen Informationen – was im praktischen Leben die Regel ist – zurecht.
- Unser Hippocampus, den wir als Gedächtniszentrale schon gut kennen, wird in seinem Volumen größer. Die Zahl der Nervenzellen und Synapsen nimmt zu, sie können wachsen, sich besser verschalten und damit die Gedächtnisfunktion stärken.

- Die emotionale Stabilität wird gestärkt. Wir werden nicht so schnell aus der Bahn geworfen, wenn uns etwas unvorhergesehen Negatives widerfährt, und können leichter positive Gedanken, die zu Zuversicht und Optimismus führen, kultivieren.
- Eng damit verbunden ist eine erhöhte Stressresistenz: Akuten oder chronischen Stress verarbeiten wir leichter und können ihn ohne oder zumindest mit weniger Schäden ertragen. Anders ausgedrückt: Unsere Resilienz steigt, also die Fähigkeit, widrige Umstände nicht nur zu ertragen, sondern gut zu meistern.
- Der Blutdruck sinkt. Damit fällt – im günstigsten Fall – einer der wichtigsten Risikofaktoren für Demenz weg.
- Die Aufmerksamkeitsspanne erhöht sich. Wir können leichter und besser anderen zuhören und unsere Fähigkeit zur Konzentration bzw. zu konzentriertem Arbeiten nimmt zu. Gleichzeitig wird die Kreativität gesteigert.
- Das weitverbreitete Grübeln über potenzielle Probleme in unserem Leben vermindert sich. Da wir klarer und besser denken können, schnellere und bessere Entscheidungen treffen, können diffuse Ängste weniger wirken und wir finden öfter zu einem Zustand der Leichtigkeit und entspannenden Zuversicht.
- Der Schlaf bessert sich. Das gilt sowohl für ein schnelleres Einschlafen als auch für die Schlaftiefe und damit unsere generelle Erholung und Regenerationsfähigkeit, die für unser Gedächtnis von entscheidender Bedeutung sind.

Die Antwort auf die Frage aus der Kapitelüberschrift (Kann man sein Gehirn umbauen?) muss also lauten: Ja, selbstverständlich können wir unser Gehirn umbauen! Wir ändern sogar die physische Struktur des Gehirns, indem durch günstige äußere Einflüsse, wie hier mit der Meditation, epigenetische bzw. Umweltfaktoren schaffen, die diesen Umbau bewerkstelligen. Das ist eine ungeheuer positive Nachricht. Auch deswegen, weil diese Umbauprozesse nicht nur bei jungen Menschen, sondern noch im fortgeschrittenen Alter erfolgreich sind.

Wie meditiert man eigentlich?

Muss ich stundenlang und im Schneidersitz auf dem Boden sitzen? Nein! Meditieren ist ganz einfach. Es gibt verschiedene Formen, z. B. Achtsamkeitsmeditation, buddhistische Meditation, Zen-Meditation, Yoga-Meditation. All diesen verschiedenen Meditationsformen ist eins gemeinsam: Sie verlangen eine ruhige Umgebung, ungestört von äußeren Einflüssen und Störungen. Setzen Sie sich auf einen Stuhl oder auf den Boden, mit oder ohne Sitzkissen. Akrobatische Verrenkungen, wie man sie manchmal auf Bildern sieht, sind nicht erforderlich und sogar kontraproduktiv. Dann schließen Sie die Augen und konzentrieren sich auf Ihren Atem. Atmen Sie langsam ein, langsam aus. Das tun Sie, so lange es Ihnen guttut. Ich empfehle für den Anfang 5–10 Minuten. Das reicht zunächst völlig aus. Das wird Ihnen sogar schon lang vorkommen.

Meditation ist einfach. Es kommt nicht so sehr auf die richtige »Technik« an, sondern darauf, dass Sie die Stille suchen, sich der Stille hingeben, sie ein Stück weit in Ihrem Alltag zulassen und alles um Sie herum vergessen und hinter sich lassen. Abschweifende Gedanken werden garantiert kommen. Die ignorieren Sie oder schieben Sie sanft beiseite und kehren zum Atem zurück. Das ist alles. Wenn Sie das regelmäßig hinbekommen (ein oder zwei Mal pro Tag), werden Sie all die Vorteile einheimsen können, die ich oben beschrieben habe und Ihrer Gehirngesundheit einen wunderbaren Push geben. Irgendwann fehlt Ihnen etwas, wenn Sie nicht meditieren. Dann haben Sie es geschafft!

Musik und Tanz

Millionen Deutsche fühlen sich zur Musik hingezogen: Sie spielen in einer Band, singen in einem Chor, besuchen Konzerte oder lauschen ihrer Lieblingsmusik. Sie tun das, weil sie dadurch Freude empfinden, ihren Alltag vergessen und die Routine des täglichen Allerleis unterbrechen und verschönern. Wer mit klassischer Musik etwas anfangen kann, weiß um die Wirkung eines Musikstückes: Bewusst gehörte Musik kann uns emotional ergreifen, in Hochstimmung bringen, Freude oder Trauer erzeugen und uns in schwierigen Lebenslagen auch Trost spenden. Wie kaum ein anderes Mittel wirkt Musik ganzheitlich, sie wirkt auf der körperlichen, geistigen und emotionalen Ebene und das Schönste ist: Sie ist für uns alle leicht verfügbar. Jeder kann von den positiven Auswirkungen der Musik profitieren.

»Alles gut und schön«, werden Sie sagen. »Aber was genau bewirkt Musik und hilft sie auch meinem Gehirn?« Die Frage kann man leicht mit einem donnernden »Selbstverständlich« beantworten. Aber zunächst die Frage: Was ist eigentlich Musik? Streng genommen besteht Musik ja nur aus Schallwellen unterschiedlicher Frequenz und Lautstärke und unterschiedlichem Rhythmus und Tempo. Musik kann so verschieden sein wie wir alle. Die Wirkung ist deshalb sehr individuell. Nicht allen gefällt die gleiche Musik. Der eine mag klassische Musik, der andere Hardrock. Die Wirkung steuert sich hauptsächlich über unsere Vorlieben. Die individuelle Lieblingsmusik hat daher die meisten und besten Wirkungen. Keine gute Wirkung hat das heute leider überall anzutreffende Gedudel, der Lärm im öffentlichen Raum, die nervige Tatsache, dass wir in fast jedem Supermarkt und in vielen Geschäften mit – unerwünschter – »Musik« berieselt und traktiert werden. Das hat nichts mit Musikgenuss zu tun und hat deshalb eher negative Effekte. Bestenfalls schaffen wir es »abzuschalten« und diese Art von Geräuschen zu überhören oder zu ignorieren.

Professor Eckart Altenmüller ist Arzt, Neurowissenschaftler und Musiker. Wie kaum ein anderer hat er die Wirkungen der Musik auf den menschlichen Organismus und das Gehirn untersucht. Durch Forscher wie ihn wissen wir genau, welche Wirkungen wir von Musik erwarten können. Generell kann man sagen, dass die Wirkungen nur eintreten, wenn wir die Musik als angenehm empfinden. Die positiven Wirkungen werden deutlich verbessert, wenn wir selbst Musik machen, also ein Instrument spielen, und das möglichst im freudvollen Musizieren mit Freunden oder Bekannten in einer Band oder »einfach nur so«. Was sind das nun genau für Wirkungen, die wir von unserer Lieblingsmusik erwarten können? Es lässt sich ein großes Spektrum von Wirkungen aufzeigen. Im Einzelnen sind das vor allem:

- eine gesteigerte Ausschüttung von Hormonen, die unsere Wohlbefinden steigern: Endorphine, Oxytocin (das »Kuschelhormon«), Serotonin, Dopamin
- eine beruhigende und entstressende Wirkung; Adrenalin und Noradrenalin sinken, genau wie der Kortisolspiegel
- Menschen mit hohem Blutdruck können sich eine Senkung erhoffen (hoher Blutdruck ist weit verbreitet und ein besonderes Risiko für Gehirnschäden).
- Steigerung der Kreativität und Entspannung
- Musik kann sogar Schmerzen dämpfen, besonders Kopfschmerzen und Migräne.
- Positive Emotionen werden besonders gefördert, also Freude, Humor, Heiterkeit und Gelassenheit.
- Negative Emotionen werden zurückgedrängt: Ärger, Wut, chronischer Stress und ständige Anspannung.
- Neuroplastizität und Gedächtnis werden gefördert: Das Gehirn reagiert auf das, womit wir uns regelmäßig beschäftigen. Es wird daher ständig »umgebaut«, indem wir bestimmte Nervenfaserverbindungen stärken und ausbauen. Das wirkt sich günstig auf die verschiedenen Gehirnareale aus, auch die, die besonders wichtig für das Gedächtnis sind (Hippocampus).
- Menschen, die ein Instrument lernen oder gelernt haben, lernen leichter eine Fremdsprache, sind verbal geschickter und können sich sprachlich nuancierter ausdrücken.
- Menschen mit Demenz können durch Musik, die sie schon früher gerne gehört haben, alte Erinnerungen besser mobilisieren und sind emotional engagierter. Sie erfreuen sich an diesen Erinnerungen. Bei Parkinson-Patienten werden die Bewegungen flüssiger und koordinierter. Sie bewegen sich leichter und besser.

Vielleicht haben Sie schon mal vom »Mozart-Effekt« gehört. Frances Rauscher, eine amerikanische Psychologin, veröffentlichte 1993 eine Studie, wonach sich die Intelligenzleistungen, besonders das räumliche Vorstellungsvermögen, von Studenten verbesserten, wenn man ihnen vor einem solchen Test Musik von Mozart vorspielte. Auch Babys sollen sich besser entwickeln, wenn man ihnen ab und zu klassische Musik vorspielt. Ob das Ganze so einfach ist oder ob die Effekte vielleicht wieder verschwinden, ist bis heute nicht richtig geklärt.

Die richtige Musik hat aber das Potenzial, uns nicht nur gesünder und froher zu machen, sondern auch geistig leistungsfähiger, entspannter und gelassener.

Geht es vielleicht noch besser? Kann man diese Effekte steigern? Vermutlich ja. Wir müssen uns nur erinnern, was Menschen schon immer getan haben, wenn sie fröhlich und ausgelassen waren, wenn Feste und Feiern anstanden und sie sich ihres Lebens erfreut haben: Sie tanzten. Tanzen ist sozusagen weiterentwickelte Musik. Die körperliche Bewegung wird mit der Musik kombiniert und dadurch wird das Ganze noch fröhlicher und wirksamer für Körper, Geist und Seele. Wer einmal eine rauschende Ballnacht mit seinem oder seiner Geliebten erlebt hat, wer – ergriffen von Musik und Leidenschaft – die Zeit total vergessen hat, einschließlich der Schmerzen an Füßen und Gelenken, und trotzdem bis in den Morgen hinein getanzt hat, der weiß, wovon ich rede. Schmerzen wurden einfach »vergessen«, der Rausch und die Leidenschaft waren das Bestimmende, die Freude am Miteinander, die Freude an der Gemeinschaft mit anderen, die ganze Atmosphäre, alles fügte sich zu einem grandiosen Erlebnis, an dessen Ende vielleicht sogar körperliche Erschöpfung stand, aber trotzdem Freude und Befriedigung völlig dominierten.

Kommen wir von der rauschenden Ballnacht zurück zur Wissenschaft. Wer tanzt, kann all die Vorteile von Musik mitnehmen und noch eins draufsetzen. Beim Tanzen muss zusätzlich zur Musik der Körper als Instrument eingesetzt werden. Geist und Körper sollten für ein gelungenes Tanzerlebnis verschmelzen, dann macht es besonders viel Freude. Tanzen kann man lernen, muss man aber nicht. Der Großteil der Weltbevölkerung tanzt, ohne es je gelernt zu haben. Das gilt besonders für die Völker, die naturnah und einfach leben. Man kann es aber auch lernen oder üben. Tanzschulen gibt es überall. Ich empfehle jedem, es einmal damit zu versuchen, wenn er nicht »von Natur aus« tanzt. Gute Tänzer und Tänzerinnen sind meist fröhliche Menschen. Sie haben Körperbeherrschung, Musikgenuss und die zwischenmenschliche Energie so miteinander verwoben, dass daraus eine fast ekstatische Einheit von Lebensfreude entsteht. Da ist es praktisch selbstverständlich, dass in unserem Gehirn nur gute Dinge passieren können: Sowohl die grobe als auch die Feinmotorik werden geübt, Rhythmus und Taktgefühl geschärft, das positive zwischenmenschliche Agieren und Reagieren ist wichtig. Ein Schuss Erotik darf gerne dabei sein, wenn man als Paar tanzt. Aber Gruppentänze sind auch wirksam und das gesellschaftliche Miteinander kommt dabei nicht zu kurz. Kurz und gut: Alles was Körper und Geist guttut, ist vorhanden. Es ist daher wenig überraschend, dass das Tanzen ein wesentlicher Faktor ist, mit dem man geistigem Abbau vorbeugen kann. Musik machen und Tanzen (oder beides) haben bewiesenermaßen eine schützende und vorbeugende Wirkung auf das Gehirn. Das sollten wir doch mitnehmen und die entsprechenden Gelegenheiten suchen und ergreifen. Man könnte fast sagen: Tanzen Sie doch der Demenz davon!

Freude und Freunde

Jeder von uns weiß, dass es viele Menschen gibt – besonders ältere –, deren Leben erschreckend freudlos und einsam ist. Das ist keine schöne Wahrheit, aber leider ist Einsamkeit ein schlimmes und dennoch verkanntes und verdrängtes Problem in unserer Gesellschaft. Die zunehmende Vereinzelung, das fehlende Miteinander, weniger Unterstützung durch Familie und Freunde, die alle ständig beschäftigt zu sein scheinen und daher angeblich »jetzt gerade keine Zeit haben«, sind ein viel beklagtes aber leider ungelöstes Problem.

Jeder kennt Fälle, in denen leidlich gesunde alte Menschen ins Altersheim kommen und dort in kürzester Zeit körperlich und geistig hinfällig werden. Das Gehirn will gepflegt und gefordert werden, wenn es gesund bleiben soll. Das kann es nicht, wenn wir ständig allein um die gleichen Gedanken kreisen, keine Abwechslung in Form von Zuwendung und aufbauenden Gesprächen durch Freunde, Bekannte oder die eigene Familie haben. Auch das Lösen von Kreuzworträtseln, vor der Glotze Sitzen oder Surfen im Internet kann den direkten menschlichen Kontakt nicht ersetzen.

Aus der Forschung wissen wir, dass »soziale Isolation« eine der stärksten Risikofaktoren für Alzheimer bzw. Hirnerkrankungen ist.

Worauf müssen wir also unser Augenmerk richten? Am besten sollten wir schon in jungen Jahren Freundschaften schließen und pflegen, die diesen Namen auch verdienen. Dann ist es leichter als im fortgeschrittenen Alter. Freundschaften kommen in jungen Jahren leicht und fast »automatisch« zustande. Man sitzt zusammen in der Schule, später im Studium und am Arbeitsplatz. Das Zusammenkommen ist meist kein Problem. Viel wichtiger ist das Pflegen und Erhalten. Daran scheitern Freundschaften meist. Der Kontakt oder das Bemühen um Beständigkeit werden auf »später« verschoben. Denn man hat ja noch so viel Zeit – glaubt man zumindest – und »ausgerechnet jetzt« ist so viel zu tun. Wenn dann ein Jahr oder mehr verstrichen sind und kein Kontakt besteht, wird das Ganze vielleicht auch peinlich, nach dem Motto »Jetzt habe ich so lange nichts von mir hören lassen, da warte ich lieber auf den anderen, der soll sich halt mal melden«. Leider ist es so, dass der andere das womöglich genauso sieht und ebenfalls »wartet«. Und so geht die Zeit dahin. Verrinnt wie im Fluge und eh wir uns versehen, sind zwei oder mehr Jahre vergangen. Das Alter rückt unerbittlich näher, Gelegenheiten sind verpasst, Möglichkeiten wurden nicht ergriffen! Wenn dann die Familie oder wenigstens Nachbarn nicht eingreifen oder kein Interesse mehr haben, sieht es wirklich traurig und einsam aus.

Nutzen Sie daher alle Möglichkeiten des aktiven und guten Kontakts zu Ihren Mitmenschen. Das wird nicht mit allen gelingen. Muss es auch nicht. Alleinsein und Einsamkeit sind nicht dasselbe. Nicht jeder muss oder sollte unser Freund werden. Man kann sehr gut allein sein, ohne sich einsam zu fühlen, weil man eben Familie oder gute Freunde hat, die von Zeit zu Zeit das Leben verschönern und bereichern. Dieser Austausch ist Dünger für unser Gehirn. Er lässt unsere Synapsen sprießen und bringt uns Freude. Das Stresshormon Kortisol sinkt (es steigt durch Einsamkeit), das »Kuschelhormon« Oxytocin wird ausgeschüttet und bringt uns Wohlbefinden, dunkle und schlechte Gedanken werden verscheucht. Alles Dinge, die sich positiv auf unsere Gehirngesundheit auswirken und uns Freude bringen, vielleicht sogar glücklich machen. Und Glück wollen wir doch alle im Leben haben.

Kompetenz statt Demenz

Wir wissen also jetzt, dass wenig sozialer Kontakt oder gar soziale Isolation ungünstig für unser Gehirn sind. Drehen wir die Fragestellung doch einmal um: Was ist eigentlich besonders gut für unser Gehirn? Wie können wir die Gehirngesundheit, das Gedächtnis und die Leistungsfähigkeit dieses großartigen Organs fördern und verbessern, sodass wir im hohen Alter geistig wach, verbal kompetent und souverän mit einem guten Gedächtnis und verbaler Schlagfertigkeit aufwarten können? Konkret: Können wir unser Gehirn wirklich trainieren, so wie wir uns Muskeln antrainieren können? Das könnte man meinen, wenn man sich sogenannte »Gedächtniskünstler« ansieht. Boris Konrad ist so einer. Der Gedächtnistrainer hat Physik und Informatik studiert. Das ist schon mal eine gute Grundlage. Beide Fächer gelten gemeinhin als »schwer«. Er kann 201 Namen und Gesichter in 15 Minuten auswendig lernen und wieder richtig zuordnen und steht damit im Guinnessbuch der Rekorde. Andere können die Zahl »Pi«, die wir alle mit 3,14 aus dem Mathe-Unterricht der Schule kennen, bis auf mehrere tausend Stellen richtig aufsagen oder sich an die Karten eines ganzen vorgelegten Spielkartenstapels in der richtigen Reihenfolge erinnern. Auch Kinder erbringen erstaunliche Gedächtnisleistungen. Haben Sie mal mit Kindern »Memory« gespielt? Da muss man sich bekanntlich Bilder auf Karten merken, die dann zugedeckt werden, und sich später daran erinnern. Erstaunlicherweise gewinnen hier in der Regel immer die Kinder, nicht die Erwachsenen. Wie ist das möglich? Kinder haben – gegenüber Erwachsenen – ein besseres räumlich-visuelles Gedächtnis. Das liegt daran, dass sie noch mehr Synapsen haben als Erwachsene. Mit zunehmendem Alter nimmt das Wissen zu, die synaptischen Strukturen entwickeln sich zu »Autobahnen«, Routine und Lebenserfahrung führen dazu, dass das Denken schneller und effizienter wird, aber auch zielgerichteter und einseitiger, z. B. durch den Beruf. Dadurch werden viele Synapsen nicht mehr genutzt und verkümmern. Kinder gehen an dieses Spiel viel unbedarfter und mit weniger Überlegung heran. Ihre visuell-räumliche Kapazität ist noch groß und deswegen schlagen sie uns Erwachsene in aller Regel darin. In der Pubertät ändert sich das dann und gleicht sich an die Kapazität eines Erwachsenen an. Auch an diesem Beispiel sieht man, wie das Gehirn – bewusst oder unbewusst – ständig umgebaut wird.

Ein schönes Beispiel sind die Taxifahrer in London. Mit ihnen hat Eleanora Maguire die sogenannte »Taxifahrerstudie« durchgeführt. Hirnforscher haben die Gehirne von Taxifahrern in London vermessen, und zwar vor und nach der Taxifahrerprüfung. Die soll dort besonders schwer sein, denn es geht um die unzähligen Straßen, Plätze und Sehenswürdigkeiten einer Zehn-Millionen-Stadt: Es sind mehr als zehntausend. Was war das Ergebnis? Tatsächlich zeigt sich eine starke Verbesserung in der Größe und Dichte des Hippocampus. Die büffelnden Londoner Taxifahrer hatten ihr Kurzfrist- und räumliches Gedächtnis deutlich gebessert. Das ist schon mal ein gutes Ergebnis. Es zeigt uns, dass sich konzentriertes Lernen lohnt und unser Gehirn und speziell das Gedächtnis positiv verändern lassen, zum Teil sogar dramatisch, wie die obigen Beispiele dokumentieren. Da wir aber nicht alle Gedächtniskünstler oder Taxifahrer in London werden wollen, brauchen wir ein anderes »Trainingsprogramm«. Wie sieht so ein »Trainingsprogramm« aus? Gibt es Verhaltensweisen, Gewohnheiten und Werkzeuge, sich ein leistungsfähiges Gehirn anzutrainieren, ähnlich wie das für einen muskulären Körper möglich ist? Schauen wir einfach mal auf die vielen Interventionsmöglichkeiten, die uns mittels »Training« einen klaren Kopf und geistige Frische im fortgeschrittenen Alter bescheren können.

Trainingsmethoden

Da wären zunächst mal die Methoden, die einem sofort einfallen: Kreuzworträtsel lösen oder Sudoku, vielleicht Bridge oder Schach spielen. Was ist davon zu halten? Diese »einfachen« und eher auf eine bestimmte geistige Fähigkeit ausgerichteten Aktivitäten sind gut fürs Gehirn. Sie haben ihren berechtigten Platz und sind durchaus sinnvoll, vor allem wenn wir dabei Spaß und Freude empfinden. Wenn das bei Ihnen der Fall ist: Nur zu! Ein gewisser Trainingseffekt wird sich nach einiger Zeit einstellen. Leider haben viele Untersuchungen gezeigt, dass sich die trainierten Fähigkeiten nur sehr begrenzt übertragen lassen. Mit anderen Worten: Wer regelmäßig Kreuzworträtsel löst, der wird im Kreuzworträtsellösen besser und schneller. Wer regelmäßig Schach spielt, wird auch da besser. Das ist zwar schon was, Lerneffekte sind durchaus zu verzeichnen, aber die entscheidende Frage des »Transfers«, also der Übertragbarkeit auf andere geistige Bereiche, muss leider mit einem »Nein« beantwortet werden.

Wer Kreuzworträtsel löst, wird grundsätzlich nicht schlauer auf anderen Gebieten oder bekommt dadurch ein besseres Gedächtnis für den restlichen Alltag.

Nun gibt es ja neben diesen seit vielen Jahrzehnten bekannten Möglichkeiten auch moderne »Gehirntrainingsprogramme«, die per Computerprogramm oder einer gut gemachten App bessere Ergebnisse verheißen. Sie nennen sich z. B. »Cognitivo«, »Neuro Nation«, »BrainHQ« oder »Lumosity«. Sie versprechen uns ein besseres Gedächtnis, höhere Denkgeschwindigkeit, stärkere Aufmerksamkeit und Konzentration. Was ist von diesen Programmen zu halten? Verbessern sie tatsächlich unsere generelle Intelligenz, unsere geistige Leistungsfähigkeit, machen sie uns schlagfertiger, können wir leichter andere Probleme lösen und haben wir insgesamt ein besseres Gedächtnis, können schneller und logischer denken? Die Ergebnisse von Studien, die diese Programme getestet haben, sind leider nicht eindeutig. Manche

Untersuchungen bejahen eine deutliche Verbesserung, zeigen also, dass diese Programme sinnvoll und wirksam sind, andere Untersuchungen verbreiten eher Skepsis. Vermutlich sind diese Programme immer noch zu einseitig und simpel. Sie können die ganzheitliche Komplexität von Lernerfahrungen, die wir im Laufe unseres Lebens machen können, nur ungenügend abbilden. Es ist schließlich ein Unterschied, ob Sie lernen, auf dem Klavier zu spielen, mit Tennisbällen zu jonglieren, auf einem Schwebebalken zu balancieren, eine Programmiersprache lernen, einen gelesenen Text besser behalten oder zusammenfassen oder eine begeisternde Rede vor Publikum halten können. Alle diese Aktivitäten haben direkt oder indirekt mit einem leistungsfähigen Gehirn zu tun. Das sind alles verschiedene geistige Fähigkeiten.

Besonders günstig sind Aktivitäten, die geistige Anforderung mit körperlicher Geschicklichkeit oder Bewegung erfordern (z. B. das bereits erwähnte Jonglieren, ein Musikinstrument spielen oder das Tanzen).

Sie können aber noch mehr tun: Wie wäre es mit einer neuen Fremdsprache? Was ist damit? Macht das Lernen einer Fremdsprache unser Gehirn leistungsfähiger? Hier scheint sich tatsächlich eine Möglichkeit abzuzeichnen, seine Gehirnleistung generell zu verbessern. Der Transfer auf andere Bereiche der geistigen Leistungsfähigkeit scheint eher möglich. Warum ist das so? Ein Fremdsprachentraining ist für die Hirngesundheit und geistige Flexibilität offenbar sehr effektiv. Menschen, die eine zweite Sprache gut können oder gar zweisprachig aufgewachsen sind, erarbeiten sich eine »kognitive Reserve«, die ein Leben lang hält, wenn sie regelmäßig genutzt wird. Ellen Bialystok, Forscherin an der York University in Toronto, hat gezeigt, dass solche Menschen viel besser wichtige von unwichtigen Informationen unterscheiden können und eine höhere Konzentrationsfähigkeit haben. Die praktizierte Zweisprachigkeit erfordert, blitzschnell zwischen zwei Sprachen hin- und herzuwechseln, sich auf andere Menschen eines fremden Kulturkreises einzulassen und quasi nebenbei sein Gedächtnis zu trainieren, weil man auch bei guten fremdsprachlichen Fähigkeiten natürlich immer wieder mal auf eine neue, unbekannte Vokabel oder Wendung stößt, die man lernen muss.

Sprachen zu erlernen, ist eine der besten Möglichkeiten, eine Demenz zu verhindern.

Zweisprachigkeit oder gar Mehrsprachigkeit ist aber nicht nur ein schönes Hobby oder eine Fähigkeit, die man gut gebrauchen kann, sondern sie hat handfeste positive Wirkungen auf die Gehirngesundheit im Sinne der Prävention oder zumindest des Hinausschiebens von degenerativen Erkrankungen wie Demenz. Mit anderen Worten: Wer eine zweite Sprache lernt oder sogar mehrere Sprachen aktiv spricht, der tut ungeheuer viel für sein Gehirn und die Gehirngesundheit.

Das ist logisch, denn Demenz zeigt sich oft schon früh an Schwierigkeiten, die richtigen Wörter zu finden, wenig gebrauchte Wörter schnell abzurufen oder gängige Fremdwörter zu benutzen. Also: Ergreifen Sie diese Gelegenheit. Jede Volkshochschule bietet Sprachkurse an. Das Internet ist voll von Möglichkeiten, eine Sprache zu lernen und zu sprechen. Der Urlaub macht auch mehr Spaß, wenn man sich im Urlaubsland mit den Einheimischen unterhalten kann. Die finden es ausgesprochen cool, wenn sie merken, dass die Urlauber sich die Mühe machen, ihre Muttersprache zu sprechen. Ein freudiger und netter Austausch kommt so viel leichter zustande, an dem alle Beteiligten mehr Freude haben.

Was lernen wir daraus? Was ist zu tun? Alle oben aufgeführten Lernaktivitäten sind für das Gehirn wertvoll und sinnvoll. Sie können unser Leben enorm bereichern. Greifen Sie also beherzt zu, werden Sie aktiv! Suchen Sie sich sinnvolle Lernaufgaben. Es kommt nicht so sehr darauf an, was Sie lernen, sondern eher auf die Vielfalt von Lernerfahrungen. Suchen Sie sich am besten etwas, das neu für Sie ist. Das schafft besonders effektiv neue Verbindungen zwischen den Synapsen und somit werden Gehirnbereiche gefördert und verstärkt, die Sie bisher eher vernachlässigt haben. Man muss sich ja keineswegs auf eine Aktivität beschränken. Ganz im Gegenteil: Wer sein Gehirn mit mehreren Aktivitäten trainiert, hat die besten Aussichten, lange und bis ins hohe Alter ein gesundes Gehirn zu behalten. Jegliche Einseitigkeit ist schlecht. Lernen Sie! Egal was. Sprachen lernen ist besonders effektiv. Just do it!

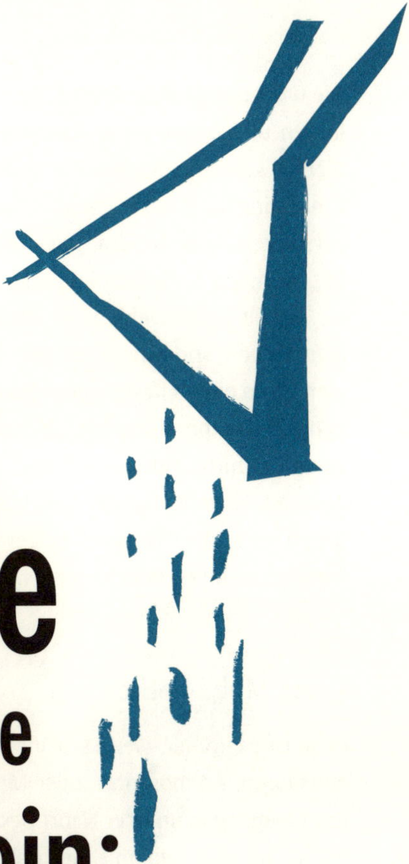

5. Viele kleine Helferlein: Dünger fürs Gehirn

Die wissenschaftliche Forschung steht nicht still. Sie hat in den letzten Jahren und Jahrzehnten »kleine Helfer« erforscht, deren wir uns bedienen können und die die gesundheitliche Wirksamkeit gesunder Ernährung und ausreichender körperlicher Bewegung noch einmal verstärken können. Im folgenden Kapitel lesen Sie mehr darüber. Nehmen Sie bitte nicht alle diese Einzelstoffe ein. Vielmehr gilt es, gezielt auszuwählen, je nach der individuellen Situation, den Symptomen und vor allem den Laborbefunden. Wenn Sie also nur wenig von einem bestimmten Stoff über die Nahrung aufnehmen können oder schon einen Mangel haben, können Sie diese Nahrungsergänzungsmittel über einen bestimmten Zeitraum als Therapie einnehmen. Es versteht sich aber von selbst, dass dies in Absprache mit Ihrem Arzt oder Therapeuten geschehen soll. Nur so kann festgestellt werden, ob Ihnen überhaupt etwas fehlt.

Ohne Mühe vorbeugen

Ideal ist es immer, wenn wir Vitamine, Spurenelemente, Ballaststoffe, Fettsäuren, Aminosäuren oder Mineralstoffe im natürlichen Verbund des Essens bzw. unserer Nahrungsaufnahme zu uns nehmen. Oft ist es jedoch so, dass wir mit den üblichen »normalen« Nahrungsmengen viel zu wenig von bestimmten Stoffen aufnehmen können. Ein Apfel z. B. enthält zwar Eisen, Kalzium und Kupfer, auch B-Vitamine und Vitamin C. Allerdings in recht geringen Mengen, sodass sie therapeutisch kaum wirksam sind. Gleiches gilt z. B. für Tomaten. Die enthalten Eisen und Kupfer und etwas Vitamin C. Sie müssten aber gigantische Mengen dieser Lebensmittel essen, wollten Sie einen therapeutischen Effekt erreichen. Das heißt nicht, dass diese Lebensmittel nicht gesund wären, ganz im Gegenteil. Aber Sie können keine spezielle therapeutische Wirkung, z. B. auf das Gehirn oder Ihre Gefäße, erwarten. Insbesondere dann nicht, wenn schon gesundheitliche Probleme bestehen. Wenn das aber unser Anliegen ist, müssen wir – vielleicht auch nur zeitweise – auf Nahrungsergänzung zurückgreifen.

Aber Vorsicht: Nicht »Viel hilft viel«, sondern gezielt, je nach individueller Situation und den Laborergebnissen, denn oft gilt genau das Gegenteil: »Weniger ist mehr.«

Einige dieser Möglichkeiten stelle ich Ihnen in den folgenden Abschnitten vor. Dabei gehe ich davon aus, dass Sie sich grundsätzlich gut ernähren (reichlich Gemüse, etwas Obst, gern auch etwas Fleisch, viel Fisch und genügend Ballaststoffe). Achten Sie darauf, dass die Nahrung genug von den wichtigsten Nährstoffen enthält. Sie benötigen beispielsweise Magnesium, das bei den meisten völlig ungenügend ist, oder Selen, das nicht nur für die Schilddrüse und das Immunsystem und damit auch für die Krebsabwehr wichtig ist, sondern vielfältige Aufgaben im Körper hat. Die im folgenden Kapitel genauer besprochenen Pflanzenstoffe, Hormone, Spurenelemente oder Vitamine sind entweder besonders wichtig oder noch wenig bekannt. Es ist eine Auswahl, die sich in der Praxis für die Unterstützung der Gehirngesundheit besonders bewährt hat.

Vitamin D

Vitamin D ist ein gutes Beispiel dafür, wie der Körper als komplexes System verstanden werden muss und wie viele Faktoren nur durch ihr Zusammenwirken die gewünschten Gesundheitseffekte erzielen: Vitamin D kann nur richtig wirken, wenn gleichzeitig Magnesium, Eisen, Vitamin K_2, Vitamin A, Zink, Parathormon, Progesteron und Kalzium in diesem ganzen Orchester mit der richtigen Lautstärke und der richtigen Melodie mitspielen.

Besonders wichtig ist das Magnesium. Wir brauchen es, damit das Vitamin D richtig wirken kann. Ohne ausreichendes Magnesium kann Vitamin D nicht in seine aktive Form umgewandelt werden. Vitamin D fördert wiederum die Aufnahme von Magnesium im Darm. Schon aus diesem Grund ist Vitamin D oft niedrig und wirkt nicht. Vitamin D ist nicht nur zur Prävention der Osteoporose wichtig, für das es allgemein bekannt ist, sondern hat einen hohen Stellenwert in der Prävention und Therapie jeglicher Formen der Demenz. Man weiß heute, dass Menschen mit einem niedrigen Vitamin-D-Spiegel ein höheres Demenzrisiko haben. Warum das so ist, ist noch nicht klar. Damit ist nicht gesagt, dass Vitamin-D-Mangel Demenz erzeugt. Das wäre viel zu einfach, da Sie ja schon wissen, dass immer deutlicher wird, dass das Demenzgeschehen ein ganzes Bündel von Ursachen hat.

Nur Vitamin D einzunehmen, weil es gerade modern ist, hilft leider nicht. Es braucht die aufgeführten Kofaktoren, damit es richtig wirken kann.

Niedrige Vitamin-D-Spiegel bewirken im Gehirn eine generelle Verschlechterung der kognitiven Fähigkeiten, besonders des Gedächtnisses. In bestimmten Hirnregionen, besonders im Hippocampus und im Hypothalamus, die beide für Gedächtnis, Sprachverständnis und Neuroplastizität wichtig sind, kommt es bei einem Mangel zu einem fortschreitenden Zelluntergang, der schließlich die beschriebenen Symptome auslösen kann. Auch Parkinson und Multiple Sklerose werden bei einem Vitamin-D-Mangel negativ beeinflusst. In den Nervenzellen des Gehirns finden sich Vitamin-D-Rezeptoren, die dort nicht nur zufällig sind, sondern mit Vitamin D versorgt werden müssen. Vitamin D kann die Blut-Hirn-Schranke durchdringen und daher direkt diese Rezeptoren besetzen, die dann gesund bleiben und ihre Funktion erfüllen können. Vitamin D hat außerdem direkte positive Wirkungen auf die Mitochondrien, deren Wichtigkeit Sie ja schon kennen. Das Gehirn braucht viel Energie und daher gesunde »Kraftwerke«, die diese Energie bereitstellen.

Vitamin D ist außerdem an der Bereitstellung von ausreichenden Neurotransmittern beteiligt, z. B. der Ihnen schon bekannte BDNF (brain derived neurotrophic factor), der für Wachstum und Neubildung von Nervenzellen sorgt. Vitamin D ist auch an der »Darm-Hirn-Achse« und deren Stoffwechsel beteiligt. Haben Sie nicht genug Vitamin D, können sich Entzündungsprozesse im Darm entwickeln, einschließlich eines Leaky Gut, und damit können unverdaute Nahrungsmittel in den Blutstrom gelangen. Die Entzündung im Darm wird von Vitamin D günstig beeinflusst und damit auch z. B. der Serotoninstoffwechsel, der zum Großteil im Darm stattfindet.

Woher beziehen wir nun unser Vitamin D? Die beste und ergiebigste Quelle ist die Sonne, die auf die unbedeckte Haut scheinen muss, damit es richtig gebildet werden kann. Leider lässt das Klima in unseren Breiten unter normalen Umständen nur eine völlig unzureichende Produktion zu. Vitamin D wird durch die UV-B-Strahlen der Sonne gebildet, die aber nur ca. 5 % der Sonnenstrahlen ausmachen. Der andere Anteil sind die UVB-A-Strahlen, die jedoch kein Vitamin D bilden. Hinzu kommt die Tatsache, dass wir in Mitteleuropa durch den geografischen Sonnenstand das Vitamin D nur in den kurzen Sommermonaten, etwa von Mitte Juni bis Mitte August, bilden können. Und das nur in den Mittagsstunden etwa in der Zeit von etwa 11 bis 15 Uhr. Damit stehen unsere Chancen schlecht, auf natürliche Art und Weise genügend Vitamin D zu bilden. Einen guten Vitamin-D-Spiegel hat ohne Supplementation praktisch niemand. Das überwiegende Arbeiten in Innenräumen und Büros mit künstlichem Licht tut ein Übriges. Man denke auch an Bewohner von Altenheimen, die ja manchmal die Sonne gar nicht mehr sehen und daher oft extrem niedrige Vitamin-D-Spiegel mit all den negativen Auswirkungen aufweisen.

Eine weitere Quelle von Vitamin D kann die Nahrung sein. Vitamin D ist in gewissen Mengen in Fischen wie Lachs, Makrele, Hering und Sardine sowie in geringen Mengen in Milchprodukten und asiatischen Pilzen (z. B. Shiitake) enthalten. Die dort enthaltenen Mengen reichen jedoch bei weitem nicht aus, um vernünftige Vitamin-D-Spiegel aufzubauen.

Eine ausreichende Versorgung mit Vitamin D ist also aus den geschilderten Gründen ohne zusätzliche Zufuhr durch Nahrungsergänzung kaum möglich. In meiner Praxis haben ca. 90 % aller Patienten vor der Behandlung einen Vitamin-D-Mangel. Was ist aber überhaupt ein »Mangel?« Die Meinungen darüber gehen in der Literatur auseinander und die Fachleute streiten sich. Es kristallisiert sich jedoch heraus, dass man für die Knochen- und Gehirngesundheit einen Blutspiegel von etwa 100 nmol/l oder 40 ng/ml anstreben sollte. Bei ausgeprägter Neurodegeneration auch höhere Werte. Gemessen wird das 25-Hydroxy-Vitamin-D_3, auch Calcidiol genannt, im Blut.

Sie sehen: Sie brauchen unbedingt genügend Vitamin D. Lassen Sie es zwei Mal pro Jahr durch eine einfache Blutuntersuchung messen. Dann wissen Sie, wieviel Vitamin D Sie gegebenenfalls nehmen müssen, und sind gesundheitlich auf der sicheren Seite und tun auch noch Ihrem Gehirn etwas Gutes.

Omega-3-Fettsäuren

In den letzten Jahrzehnten hat sich eine verhängnisvolle Geisteshaltung bei vielen Gesundheitsbewussten durchgesetzt, die da lautet: »Fett? Um Gottes Willen, davon wird man ja dick, bekommt einen hohen Cholesterinspiegel, die Gefäße verstopfen und dann wird man krank.« Die Botschaft wurde auch über lange Jahre von der höchsten deutschen Autorität in Sachen gesundes Essen, der »Deutschen Gesellschaft für Ernährung« (DGE), verbreitet. Dabei brauchen wir nur an unseren guten alten Steinzeitmenschen zu denken, um zu wissen, dass dies nicht stimmen kann, denn der hat am liebsten fetten Fisch oder fettes Fleisch gegessen. Er war ja froh, wenn er überhaupt etwas in den Magen bekam. Denn das Fett mit seinen vielen Kalorien und die – aus damaliger Sicht – genialen Speichermöglichkeiten des Körpers für Fett haben schließlich sein Überleben in mageren Zeiten und im Winter, gesichert. Diese genetische Ausstattung haben wir natürlich heute noch. Deshalb kann Fett grundsätzlich nichts Schlechtes sein. Allerdings kommt es auf die Art des Fettes an.

Zunächst muss man wissen, dass unser Gehirn zu einem großen Teil (50–60 %) aus Fett besteht. Dieser Anteil hat nicht nur eine Stütz- und Haltefunktion, wie man lange geglaubt hat, sondern erfüllt zusätzliche Funktionen für die allgemeine Gehirngesundheit. Wie kann man sich das vorstellen? Alle Zellmembranen enthalten Fett. Das gilt auch für die Nervenzellen im Gehirn. Damit sie ihre Funktionen als Energielieferanten sowie für Signalübertragung und Signalspeicherung gut erfüllen können, müssen die entsprechenden Fette dort besonders fluide, d. h. geschmeidig und leichtgängig, sein, damit sie in den sehr engen und kleinen Hirnregionen leicht hin- und herwandern können und auch die im Gehirn liegenden hauchdünnen Gefäße nicht verstopfen. Diese Fette sollen antientzündlich wirken, da schleichende Entzündungen im Gehirn ein Problem sind und besonders im Alter gehäuft auftreten können. Sie sollen unsere Laune stabil halten und daher antidepressiv wirken. Sie sollen zusätzlich noch die »Neurogenese« fördern, also mithelfen, neue Gehirnzellen zu bilden und unsere »fluide Intelligenz« zu verbessern. Das ist die Fähigkeit, adäquat auf unbekannte Situationen zu reagieren und trotzdem gute rationale Entscheidungen zu treffen und Probleme schnell zu lösen. Diese Fähigkeit nimmt mit dem Alter ab, kann aber trainiert und verbessert werden.

Omega-3-Fettsäuren unterstützen auch die Herstellung von Neurotransmittern und stellen sicher, dass die Myelinscheiden, die die Nervenzellen wie eine Hülle umgeben, schützen. Zusätzlich werden Entzündungsprozesse verhindert und das Wachstum und die Differenzierung der Gehirnzellen unterstützt.

Das ist noch nicht alles. Jede Zelle unseres Körpers erzeugt leider – wie in der richtigen Welt – auch »Abfall«, das sind kleinste Eiweißstrukturen, die durch den Blutstrom oder durch die Lymphgefäße bzw. durch Umbau und Ausscheidung eliminiert werden müssen. Wie Sie schon wissen, produziert das Gehirn ein besonders unerwünschtes klebriges Eiweiß, das sogenannte »Amyloid«. Das passiert ständig und ist völlig normal. Das Amyloid ist in der Lage, andere Abfallstoffe (z. B. Schwermetalle) aus dem Gehirn zu entfernen. Dies geschieht über das schon erwähnte »glymphatische System«, das gehirneigene Lymphsystem, dessen Existenz lange nicht bekannt war. Es ist wichtig für die Integrität und Stabilität der Nervenzellen. Probleme gibt es dann, wenn dieses Amyloid im Übermaß produziert, giftig umgebaut wird und es sich dann im Gehirn anlagert und verklumpt. Dann leiden unsere Gehirnfunktionen, z. B. das Gedächtnis, da Nervenzellen absterben. Auch hier helfen uns die Omega-3-Fette. Sie sorgen dafür, dass Amyloid verstärkt abgebaut bzw. aus dem Gehirn über die Lymphbahnen ausgeschwemmt wird und daher keinen Schaden anrichten kann. Die gefürchteten Amyloid-Plaques können nicht entstehen und wir bleiben gehirngesund.

All dies können die beiden mehrfach ungesättigten Fettsäuren DHA (Docosahexaensäure) und EPA (Eicosapentaensäure). Sie erfüllen alle obigen Kriterien. Die komplizierten Namen dürfen Sie gleich wieder vergessen. DHA und EPA genügen als Abkürzungen. Von denen nehmen wir üblicherweise zu wenig mit der Nahrung auf und haben daher zu wenig im Blut und im Gehirn.

Das Gehirn braucht besonders viel DHA. Es ist in nennenswerten Mengen nur in Meeresfischen und Algen zu finden.

Warum haben wir meist viel zu wenig von diesen Fettsäuren im Gehirn? Dazu müssen wir uns die »Gegenspieler« anschauen. Wir sind gut versorgt mit den konkurrierenden Omega-6-Fettsäuren. Die kommen in unserer Ernährung gehäuft vor und verdrängen dann leider die wichtigen Omega-3-Fettsäuren. Man findet z. B. viel Omega-6 in Distelöl, Sonnenblumenöl, Maiskeimöl oder Sojaöl, die man eigentlich weder für kalte Speisen noch zum Kochen oder Braten braucht. Für die gesunde Küche brauchen wir nur sehr wenige Öle:

- Rapsöl zum Braten und für hohe Temperaturen (enthält auch Omega-3-Fettsäuren)
- kaltgepresstes Olivenöl für Salate und kalte Speisen oder bei niedrigen Kochtemperaturen
- zusätzlich gesunde Nussöle, z. B. Walnussöl oder Macadamiaöl als gelegentliches leckeres »Extra«, z. B. für Smoothies (bitte nicht erhitzen)
- Kokosöl eignet sich gut zum Braten (nicht für APOE-4-Träger).

Das vereinfacht die Küche ungemein, denn Sie haben fortan nur sehr wenige Fette bzw. Öle in der Küche. Auch Kokosöl kann man mal zum Braten nehmen. Es hat einen hohen Rauchpunkt und ist daher sehr hitzebeständig. Allerdings hat es sehr viel gesättigte Fettsäuren. Davon sollten Sie nicht zu viel konsumieren. Dies gilt vor allem für Träger des ApoE-4-Gens. Bei ihnen erhöht es leider das schlechte LDL-Cholesterin. Omega-6-Fette sind aber nicht schädlich. Ganz im Gegenteil: Der Körper braucht sowohl Omega-6- als auch Omega-3-Fette. Auch im Gehirn sind beide vorhanden. Eine wichtige Omega-6-Fettsäure ist z. B. die Arachidonsäure. Sie sorgt für ein »scharfes« Immunsystem, erzeugt aber auch Entzündungen. Es kommt also auf das Verhältnis an. Eine gute Gehirngesundheit lässt sich erreichen, wenn das Verhältnis von Omega 6 zu Omega 3 ungefähr 3:1 ist. In der traditionellen Ernährung der Eskimo stehen die beiden Fettsäuren im Verhältnis von 1:1, da sie aus den verzehrten Fischen hauptsächlich Omega-3-Fettsäuren aufnehmen. Naturgemäß sieht es bei uns anders aus: Wir nehmen mit unserer Nahrung automatisch genug Omega 6 auf. Wir müssen daher etwas dafür tun, genug Omega 3 zu bekommen.

Wie sieht es da mit dem vielgepriesenen Leinöl oder neuerdings Chiasamenöl aus? Davon versprechen sich manche wahre Wunder. Auch Vegetarier nehmen es gern. Leinöl oder Chiasamenöl bestehen vor allem aus Alpha-Linolensäure, die der Körper grundsätzlich in EPA oder DHA umwandeln kann. Aber leider mangelt es uns dafür an den nötigen Enzymen, den sogenannten Desaturasen. Deswegen werden nur ca. 5–10 % in die erwünschten EPA oder DHA umgewandelt. Das Gleiche gilt für das sündhaft teure Arganöl.

Ein möglicher Weg für Vegetarier ist pflanzliches Omega-3-Öl aus Algen. Das ist eine praktikable Alternative und das zunehmende Angebot über das Internet erweitert die Möglichkeiten.

Also kommen wir leider mit Leinöl, Chiasamenöl oder Arganöl nicht weit, sondern geben nur viel Geld für wenig Gegenleistung aus.

Die meisten von uns sollten aber das tun, was die Eskimo und die Japaner schon immer getan haben: viel Fisch essen! Und zwar die richtigen Fische. Damit kommen wir annähernd auf gesunde Omega-3-Spiegel. Beachten sollten wir, dass größere Fische, die länger leben, mehr Schwermetalle in ihrem Fettgewebe aufnehmen (z. B. Thunfisch). Die lassen wir ruhig im Regal oder der Kühltheke liegen. Den beliebten Thunfischsalat streichen wir daher aus unserem Ernährungsprogramm und damit z. B. das giftige Quecksilber gleich mit. Wir nehmen lieber die kleinen Fische, die trotzdem voll mit Omega-3-Fettsäuren sind, aber zu klein und zu kurzlebig, um nennenswerte Mengen an Schwermetallen aufzunehmen:

- Lachs
- Makrele
- Hering
- Sardinen
- Sprotten

Wer viele dieser Fische isst oder entsprechende Mengen an Fischöl zu sich nimmt, darf eine deutliche Minderung des Demenzrisikos erwarten. In einer Studie haben Sandrine Andrieu und Mitarbeiter 266 Patienten untersucht. Diejenigen mit den höchsten DHA-Werten konnten ihr Demenzrisiko um sage und schreibe 72 % senken. Das sind starke Effekte. Sie dürfen also beim nächsten Besuch in der Sushi-Bar gerne beherzt zugreifen. Auch ein Lachssteak kann sehr lecker sein! Mit dem erhöhten Fischkonsum nehmen Sie gleichzeitig Jod auf, mit dem die meisten Menschen in Deutschland deutlich unterversorgt sind. Das gilt insbesondere für werdende Mütter. Das Baby braucht unbedingt Jod für die gesunde Gehirnentwicklung. Aber auch viele Erwachsene leiden unter Jodmangel. Jod wird von allen Zellen gebraucht, auch von den Nervenzellen. Ohne Jod gibt es keine gesunden Hirnfunktionen. Zudem braucht unser Hormonsystem Jod. Die Schilddrüse benötigt unbedingt Jod, sonst kann man langfristig entweder eine Unter- oder eine Überfunktion bekommen. Sie sehen: Vieles spricht für eine »maritim« betonte Ernährung, also für deutlich mehr Fisch und Algen! Diese Art der Ernährung hat z.B. den Japanern die meisten Hundertjährigen auf der Erde beschert. Wer keinen Fisch mag, kann zu Fischölkapseln oder Fischöl greifen.

Achten Sie darauf, dass diese Produkte von einem namhaften Hersteller kommen, der sie hoch gereinigt (»molekulare Destillation«) und damit gesundheitlich wertvoll anbietet.

DHEA

Vom Kortisol haben Sie sicher schon gehört. Der Arzt verschreibt es Ihnen (als Kortison), wenn Entzündungsreaktionen aus dem Ruder zu laufen drohen, z.B. bei Rheuma oder Gelenkschmerzen. Es ist aber auch das wichtigste Stresshormon. Es darf nicht zu niedrig sein (sonst kann Ihr Körper nicht adäquat auf Stress reagieren), aber auch nicht zu hoch, denn dann fühlen Sie sich ständig aufgedreht und gestresst, kommen nicht zur Ruhe. Der natürliche Gegenspieler des Kortisols ist viel weniger bekannt: das DHEA (Dehydroepiandrosteron). Es ist das mengenmäßig am stärksten produzierte Steroidhormon im menschlichen Körper. »Steroid« bedeutet, dass das Hormon (wie viele andere) aus Cholesterin gebildet wird. Männer haben mehr DHEA als Frauen. Es ist das Hormon der Jugend, denn es beginnt schon ab etwa 30 Jahren stetig abzusinken, bis wir im Alter von 75 Jahren nur noch ca. 10 % des jugendlichen Wertes aufweisen. Wenn der Körper dieses Hormon so stark produziert, dann muss die Evolution ihm eine wichtige Rolle zugewiesen haben.

Vor ca. 10 Jahren gab es einen ungeheuren Hype um dieses Hormon: Es sollte ein traumhafter Alleskönner sein und uns von allen körperlichen und geistigen Übeln befreien: unseren Körper verjüngen, die Falten beseitigen, die Lust auf Sex erhöhen und den grauen Haaren wieder die jugendliche Originalfarbe verleihen und selbstverständlich auch die Pfunde um Bauch und Hüfte ganz ohne Anstrengung purzeln lassen. Heute hat sich der Hype gelegt und man weiß ziemlich genau, was das Hormon leisten kann und was nicht. Ein Teil der obigen Verheißungen trifft heute noch zu, wenngleich in deutlich abgeschwächter Form. Die erhoffte »generelle Verjüngung« gehört leider nicht dazu. Das wäre ja zu schön gewesen. Nein, die generelle »Verjüngungspille« gibt es nicht und wird es wohl nie geben. Der Traum von der »ewigen Jugend« wird nie aussterben, dafür ist er zu schön. Aber leider ist hier nur der Wunsch Vater des Gedankens.

Uns interessiert hier vor allem die Wirkung auf das Gehirn und die mentale Leistungsfähigkeit, emotionale Stabilität und das Gedächtnis. Wenn wir uns darauf fokussieren, kann man feststellen, dass das DHEA vor allem dabei hilft, Stresssituationen zu bewältigen und zu verhindern, dass aus dem eher ungefährlichen kurzfristigen Stress, der chronische, krankmachende Stress wird, den wir alle vermeiden wollen.

Alle Gedächtnisfunktionen werden positiv beeinflusst. Wir können leichter lernen und uns Dinge besser merken.

Es ist kein Zufall, dass das Kortisol und das DHEA beide in den Nebennieren produziert werden. Die Natur hat quasi schon anatomisch dafür gesorgt, dass diese beiden Hormone zusammenwirken. DHEA ist der natürliche Gegenspieler des Kortisols. DHEA sorgt dafür, dass alle Reaktionen des Körpers, die ihn in einer Stressphase auf »Kampf oder Flucht« disponieren, wieder heruntergeregelt werden und damit verhindern, dass der Stress uns langfristig krank macht. Wenn wir also zu häufig zu viel Stress und damit zu viel Kortisol und zu wenig DHEA im Körper haben, kann der Körper die folgenden Symptome entwickeln:

- häufige Infektionen, z. B. Schnupfen oder Grippe
- schlecht heilende Wunden
- hartnäckiges Bauchfett, das trotz Sport und mäßiger Kalorienzufuhr nicht weggeht
- chronisch hohen Blutdruck
- keine Lust auf Sex
- schnellen Herzschlag und geringe Leistungsfähigkeit
- niedrige Stressresistenz, schnelles »Aus-der-Haut-Fahren«
- »Brain Fog« (»Matschbirne«)

Neben der erwähnten »Matschbirne« bewirkt ein chronischer Mangel an DHEA bzw. ein Zuviel an Kortisol, dass wir schneller schlechte Laune bekommen und sogar leichter Episoden von depressiven Verstimmungen erleiden. Außerdem wird auch unser Gedächtnis beeinträchtigt: Der Hippocampus, den wir als wichtigste Hirnregion für das Kurzfristgedächtnis schon kennen, wird bei DHEA-Mangel beeinträchtigt, weil sein Volumen abnimmt, d. h. Nervenzellen zugrunde gehen, und wir dadurch Gedächtnisprobleme bekommen. Dann entsteht auch eine Neigung zu Ängstlichkeit bzw. schlechter Bewältigung angstauslösender Situationen. Die Tatsache, dass klinische Diagnosen wie »Burn-out« und »chronische Müdigkeit« immer mehr zunehmen, hat sicherlich etwas mit chronisch niedrigem DHEA zu tun. Mit anderen Worten: In all diesen Fällen verhilft uns ein höheres DHEA zu einer besseren Stressbewältigung. »Jugendliche« Werte sollte man dabei nicht anstreben. Zu hohe DHEA-Werte haben Nebenwirkungen, können z. B. die Krebsgefahr erhöhen. Chronisch niedrige Werte sollte man aber ausgleichen. Für Männer empfiehlt sich meist eine Dosis von 20 Milligramm morgens. Frauen sollten etwa die Hälfte nehmen, also 10 Milligramm.

Es ist schon länger bekannt, dass ein weiteres Hormon, nämlich Progesteron im Gehirn (aus Cholesterin) gebildet wird. Daher liegt es nahe, dass es auch dort wichtige Funktionen hat:

Wenn das Gehirn sich die Mühe macht, das Gelbkörperhormon Progesteron zu bilden, muss es dort eine enorme Bedeutung haben. Andernfalls hätte sich die Evolution diese Prozedur nicht aufgehalst. Die Evolution arbeitet nicht gern ohne Sinn und Ziel.

Prompt tat sich die nächste verblüffende Erkenntnis auf. Die Substanzen, die im Gehirn aus dem Cholesterin und aus dem Progesteron gebildet werden, besetzen jenen Rezeptor, an den normalerweise Valium, Barbiturate und Schlafmittel andocken, den sogenannten GABA-Rezeptor. Folglich ist das im Gehirn gebildete Progesteron so etwas wie ein Psychopharmakon. Es lohnt sich also, auch dieses Hormon einmal messen zu lassen. Das gilt gleichermaßen für Frauen und Männer.

Wundertees

Grüner Tee ist schon lange eines der Lieblingsgetränke vieler gesundheitsbewusster Menschen. Wenn es ein Medikament gäbe, das all das leisten könnte, was der grüne Tee kann, es wäre ganz bestimmt teuer, aber trotzdem ein Renner auf dem Pharmamarkt. Glücklicherweise ist (grüner) Tee als natürliche Pflanze nicht patentierbar und so kommen Sie ganz preiswert in den Genuss dieses wertvollen Getränks. Bevor wir uns ausführlicher und speziell mit den Wirkungen des grünen Tees auf die Gehirngesundheit befassen, hier eine Zusammenfassung der generellen gesundheitlichen Vorteile:

- Er hat eine positive Wirkung auf die Fettverbrennung und den Cholesterinstoffwechsel. Vor allem das gute HDL wird gesteigert und das schlechte LDL etwas gesenkt. Damit bietet er Schutz vor Arteriosklerose und Herzerkrankungen.

- Er wirkt präventiv gegen verschiedene Krebsarten, besonders Brust-, Prostata- und Darmkrebs.
- Er bietet Schutz vor dem »heimlichen Killer«, der »Silent Inflammation«, indem er Entzündungsmarker senkt und damit auch vor Arthritis und späterer Arthrose schützt.
- Zusätzlich zu den positiven Wirkungen auf den Fett- und Cholesterinstoffwechsel ist die günstige Wirkung auf den Zuckerstoffwechsel hervorzuheben; dadurch auch Prävention gegen Diabetes.
- Eine antivirale Wirkung schützt z. B. vor Grippe oder Herpes und kann einen Beitrag gegen HIV leisten. Auch die lästige Infektion mit dem Epstein-Barr-Virus (das wir praktisch alle in uns tragen) wird günstig beeinflusst.
- Dazu kommt die Senkung des Blutdrucks, besonders bei Frauen nach der Menopause.
- Auch die Entgiftungswirkung in der Leber ist anzumerken, ähnlich der schon lange bekannten Mariendistel.

Der grüne Tee kann aber noch viel mehr und wir wollen ja vor allem die Wirkung auf das Gehirn betrachten. Auch da erweist er sich als wertvoller Helfer. Grüner Tee blockiert ein Enzym im Gehirn, die »Cholinesterase«, die Cholin abbaut. Dadurch kann mehr von dem wertvollen Cholin im Gehirn verbleiben. Der Molekularbiologe Prof. Erich Wanker hat an der Charité in Berlin, Experimente mit grünem Tee bzw. seinem wichtigsten Wirkstoff, dem EGCG (»Epigallocatechingallat«), gemacht. Die erstaunlichen Ergebnisse zeigen, dass die zerstörerischen Verklumpungen (Beta-Amyloid) der falsch gefalteten Proteine im Gehirn abnehmen und dadurch Alzheimer und Parkinson günstig beeinflusst werden (beide Krankheiten kommen leider häufig in Kombination vor). Positiv wird durch das EGCG auch die Multiple Sklerose beeinflusst, für die die Schulmedizin bis heute leider keine gute Therapie hat.

Wer den Tee gut verträgt, für den kommt noch eine beruhigende und entstressende Wirkung hinzu. Diese ist auf das L-Theanin zurückzuführen, eine Aminosäure, die im grünen Tee enthalten ist. L-Theanin kann die Blut-Hirn-Schranke passieren und kann die Wirkung von GABA, der Gamma-Aminobuttersäure, verstärken. GABA ist ein wichtiger inhibitorischer, also eher beruhigender Neurotransmitter. Damit wirkt der grüne Tee entspannend und ausgleichend, ohne müde zu machen. Gerade diese Wirkung wird seit vielen Jahrhunderten in Asien, besonders in China und Japan, geschätzt. Dort sieht man in ländlichen Gebieten immer noch Menschen vorm Haus sitzen, wie sie ihren grünen Tee schlürfen und sich entspannt und freudvoll unterhalten. Denn auch depressive Episoden werden durch grünen Tee günstig beeinflusst. Durch welche Inhaltsstoffe genau, ist gegenwärtig noch nicht geklärt. Das kann uns aber egal sein. Hauptsache, die gewünschte Wirkung tritt ein.

Es gibt nämlich noch viele weitere Inhaltsstoffe des grünen Tees, die die geschilderten Effekte vermutlich synergistisch bewirken. Neben den Catechinen enthält grüner Tee wichtige Spurenelemente, die in unseren Breiten oft fehlen. Mangan ist so ein Stoff, der selten ist und nur in winzigen Mengen vom Körper gebraucht wird, aber trotzdem Bestandteil wichtiger Enzyme ist, z. B. der Mangan-Superoxid-Dismutase, die an der Entgiftung bzw. Eliminierung freier Radikale beteiligt ist. Aber auch Selen, Zink und Chrom sind enthalten, wichtige Spurenelemente, die in unseren ausgelaugten Böden und damit in der Nahrung nur ungenügend vorkommen. Chrom brauchen wir für den Zuckerstoffwechsel. Ohne Chrom werden Diabetes und Herz-Kreislauf-Erkrankungen wahrscheinlicher. Zink ist wichtig für die Immunabwehr und Hunderte von enzymatischen Reaktionen im Körper. Selen braucht man für die Schilddrüse, die Prostata und generell für die Immunabwehr. Ausreichend hohe Selenspiegel helfen, vor Krebs zu schützen. Alle diese Stoffe sind in nennenswerten Mengen im grünen Tee vorhanden. Wer ehrgeizig ist und die Wirkung noch verbessern will, der nimmt zu einer Mahlzeit zusätzlich Fischöl bzw. Omega-3-Fettsäuren auf und kombiniert so den grünen Tee damit.

In Kombination mit Fischöl wirkt grüner Tee noch besser.

Einen weiteren Tee, speziell für die Gehirngesundheit, will ich Ihnen nicht vorenthalten: Es handelt sich um den griechischen Bergtee (»Sideritis scardica«). Er wird in Griechenland seit Jahrhunderten getrunken und ist wahrscheinlich mitverantwortlich für die in bestimmten Gebieten zu beobachtende Langlebigkeit und Gehirngesundheit. Auch dieser Tee hat vielfältige Wirkungen, die man wie folgt zusammenfassen kann:

- Verringerung von Beta-Amyloid und Besserung von Alzheimer-Symptomen
- verstärkte Phagozytose-Aktivität der Microglia, also eine bessere »Müllabfuhr« im Gehirn
- Regeneration geschädigter neuronaler Zellen
- verbesserte Langlebigkeit (bei Mäusen bewiesen, beim Menschen wahrscheinlich)

Dies ist nichts, was die Griechen einfach so behaupten, sondern das wurde unter anderem von Prof. Jens Pahnke im Labor für Neurodegeneration und Neuropathologie in Magdeburg nachgewiesen. Wir sehen also, dass die gute Hirngesundheit und Langlebigkeit von Japanern und Griechen auch hier mit einer weiteren, einfachen Maßnahme unterstützt werden kann. Zwei zusätzliche kleine Werkzeuge in unserem Werkzeugkasten, mit denen wir wunderbar – sozusagen nebenbei – etwas Gutes für unsere Gehirngesundheit und Langlebigkeit tun können.

Es ist also eine gute Idee, täglich zwei, drei Tassen Tee dieser beiden Sorten zu trinken. Selbstverständlich achten Sie dabei auf eine gute Bio-Qualität, denn billige Tees aus China sind häufig mit Pestiziden und Schwermetallen belastet.

Kurkuma

Sicher haben Sie schon das eine oder andere Mal im indischen Restaurant ein Currygericht mit Fisch oder Fleisch zu sich genommen. Daher dürfte Ihnen ein Inhaltsstoff bekannt sein, der das Wesen des Currygewürzes ausmacht: Kurkuma oder Gelbwurz. Richtig dosiert, schmecken diese Gerichte wunderbar und sind auch für die Gehirngesundheit ein wahres Labsal. Doch der Reihe nach. Kurkuma kommt in Asien als Strauch vor und wird dort seit Jahrhunderten als Gewürz und Heilpflanze eingesetzt, besonders in Indien, Indonesien, Malaysia und Thailand. Ihr wichtigster Inhaltsstoff ist das »Curcumin«, das für die vielen positiven Eigenschaften verantwortlich ist.

Die wichtigste Eigenschaft des Curcumins ist seine starke antientzündliche Wirkung.

Sie wissen ja schon, dass die Entzündung ein wesentlicher Faktor im fortschreitenden zerstörerischen Ablauf des Demenzgeschehens darstellt. Hier kann Curcumin wirksam gegensteuern, ohne dass man zu schulmedizinischen Arzneimitteln (z.B. Kortison) greifen müsste. Es kann außerdem die Blut-Hirn-Schranke durchdringen und so direkt im Gehirn wirken, was die meisten Medikamente nicht können. Die antientzündliche Wirkung entfaltet sich dadurch, dass verschiedene Transkriptionsfaktoren oder Enzyme, die an der Genregulierung beteiligt sind, gehemmt werden (z.B. COX-2). Dadurch erklärt sich nicht nur die positive Wirkung auf das Gehirn, sondern z.B. auch bei Arthritis, der entzündlichen Gelenkerkrankung, die sehr schmerzhaft sein kann.

Curcumin kann aber noch viel mehr:

- Es sorgt dafür, dass unphysiologisch hohe Mengen an Amyloid bzw. verklumpte Tau-Fibrillen aus dem Gehirn entfernt werden. Dadurch können sich diese giftigen Bestandteile nicht ansammeln und werden aus dem Gehirn wegtransportiert.
- Es kann BDNF erhöhen (brain derived neurotrophic factor) und damit das Wachstum von Gehirnzellen fördern.
- Experimente haben ergeben, dass sich nach Einnahme von Curcumin Gedächtnis und Stimmung signifikant verbessern. In Gedächtnistests schnitten Probanden danach um 30% besser ab.

- Curcumin wirkt auch bei Parkinson, Multipler Sklerose und Mukoviszidose, denn auch da spielen Entzündungsprozesse eine Rolle.
- Auch bei Fettstoffwechselstörungen und Arteriosklerose wurde eine positive Wirkung gefunden. Das ist ein wichtiger Faktor, da gerade Fettstoffwechselstörungen und Arteriosklerose eine große Rolle bei allen demenziellen Erkrankungen spielen.
- Es hat eine günstige Wirkung auf Diabetes bzw. Kohlenhydratstoffwechsel.
- Es wirkt positiv auf die Mitochondrien.
- Krebszellen werden durch Curcumin zielgerichtet daran gehindert, genügend Energie aus Glukose bzw. ATP zu ziehen. Im günstigsten Fall sterben sie dann ab.
- Curcumin kann Stickstoffmonoxid (NO) erhöhen. Dadurch weiten sich die Gefäße; der Blutdruck sinkt. Die NO-Synthase (eNOS) sorgt für die Hemmung von Angiotensin. Ein Effekt, den man von den häufig verschriebenen ACE-Hemmern gegen hohen Blutdruck kennt.

Wie man sieht: Kurkuma hat ein sehr großes Wirkungsspektrum und nun wissen Sie auch, weshalb ich jeden Tag eine Kapsel Kurkuma zu mir nehme, nebst häufigem Genuss von schmackhaften Curries. Kurkuma hat nur einen entscheidenden Nachteil: Es wird in der üblichen Form (als Pulver, das man z.B. im Bioladen kaufen kann) nur sehr schlecht vom Körper aufgenommen. Man müsste es kiloweise essen, um hohe Konzentrationen in den Zellen zu erzielen. In der Praxis völlig unmöglich, denn Magen und Darm würden vorher rebellieren. Es gibt zwei Möglichkeiten, das Problem zu umgehen: Erstens sollte man Kurkuma immer mit einer Prise schwarzem Pfeffer einnehmen, dadurch verbessert sich die Aufnahme bereits deutlich. Noch besser ist der Rückgriff auf Nahrungsergänzung in Kapseln, die speziell auf dieses Problem zugeschnitten sind. Allerdings fallen 95 % aller Präparate durch. Über die ganz wenigen, die empfehlenswert sind, sollte Ihr Behandler Bescheid wissen. Nehmen Sie außerdem ab und zu eine Eisenkapsel zu sich, da Kurkuma auch ein mächtiger Eisen-Chelator ist, also das Eisen aus dem Körper herausschwemmen kann. Eisen wird aber unbedingt vom Körper gebraucht. Wer Vegetarier oder sogar

Veganer ist oder sehr wenig Fleisch zu sich nimmt, der sollte besonders darauf achten und ab und zu seinen Eisenspiegel (Ferritin) kontrollieren lassen.

Coenzym Q_{10}

Wenn Sie nur ein einziges Supplement für das Funktionieren Ihres Gehirns nehmen wollen, empfehle ich Ihnen Coenzym Q_{10} (kurz Q_{10}). Dieses Coenzym heißt so, weil es als zusätzlicher Kofaktor zur lebenswichtigen Energiegewinnung in den Mitochondrien gebraucht wird. Zwar kann der Körper geringe Mengen dieses Coenzyms selbst herstellen, doch nicht genug, um besondere Leistungsspitzen geistiger oder körperlicher Art abzudecken. Jeder, der an verantwortungsvoller Stelle im Arbeitsprozess (oder zu Hause) eingebunden ist, viel körperlichen oder psychischen Stress aushalten muss und daher mit dem täglichen Wahnsinn von viel zu vielen E-Mails, Meetings, Arbeitsverdichtung und Terminen konfrontiert ist, braucht dieses Coenzym.

Q_{10} kommt in allen Körperzellen vor, besonders dort, wo viel Energie gebraucht wird: Das sind das Herz, die Nieren, das Gehirn und besonders die Bauchspeicheldrüse. Dort wird das lebenswichtige Insulin produziert, das vielfältige Funktionen in unserem Körper (auch im Gehirn) hat, aber auch den Zuckerspiegel herunterreguliert und Enzyme für die Verdauungstätigkeit bereitstellt. Wir wissen ja, dass neurodegenerative Erkrankungen auch mit einem entgleisten Zuckerstoffwechsel zu tun haben. Zu viel Zucker im Blut schädigt eindeutig das Gehirn. Es braucht auch genügend Q_{10} im Körper, damit es erst gar nicht zu erhöhten Zuckerspiegeln kommt bzw. der Diabetes verhindert wird. Wieder einmal sehen wir, dass im Körper alles miteinander vernetzt ist und wir vielerlei Möglichkeiten der Eigeninitiative und Einwirkung haben, um unsere Gesundheit zu verbessern.

Zentral für unser Wohlbefinden sind unsere Mitochondrien, die Sie schon näher kennengelernt haben (S. 18). Sie haben dort einiges über diese zelleigenen »Kraftwerke« erfahren und wissen, dass dort die für alle Lebensprozesse wichtige Energieproduktion in Form von ATP

(Adenosintriphosphat) stattfindet. Kein Coenzym Q_{10}, keine Energiegewinnung.

Ihr Körper kann dann aus der zugeführten Nahrung nicht die nötige Energie gewinnen, die Sie anstrengende und fordernde Stresssituationen souverän bewältigen lassen. Wenn die Mitochondrien kein oder zu wenig Coenzym Q_{10} bekommen, können sie sich nicht gegen die auch durch Stress ausgelösten freien Radikale wehren. Mitochondrien verfügen über keine Reparaturenzyme zu ihrem Schutz. Da kommt ihnen das Coenzym als Radikalfänger gerade recht. Auch bei Parkinson kann die fehlende Menge des Neurotransmitters Dopamin durch Coenzym Q_{10} zumindest unterstützt werden, wonach sich dann oft die Symptome (Zittern, Gangunsicherheit, Steifheit) verbessern können. Selbst das im Übermaß neurotoxische Amyloid, das wir schon als die klebrige Masse, die unser Gehirn verstopfen kann, kennengelernt haben, vermag durch Q_{10} gesenkt werden.

Ohne genügend Q_{10} fühlen Sie sich schlecht, ausgepowert und chronisch müde, selbst wenn Sie genug geschlafen haben.

Noch ein Wort zum Zusammenhang zwischen Statinen und Q_{10}. Vielen Menschen werden zur Senkung des erhöhten Cholesterinspiegels von ihren Ärzten Statine, also Cholesterinsenker, verschrieben. Auf das Für und Wider kann ich hier nicht näher eingehen. Man sollte aber Statine auf jeden Fall kritisch betrachten. Cholesterinspiegel »je niedriger, desto besser« sind sicher nicht anzustreben. Cholesterin ist ein lebenswichtiger Stoff, ohne den wir nicht leben können. Jede Zelle braucht Cholesterin. Für viele Hormone ist Cholesterin die Ausgangssubstanz (Progesteron, Östrogen, Testosteron, DHEA etc.). Statine senken nicht nur den Cholesterinspiegel, sondern verbrauchen auch Q_{10} und vermindern so diese lebenswichtige Substanz. Das Gehirn braucht aber für die Gesundheit der Synapsen und die ordnungsgemäße Weiterleitung von Nervenimpulsen unbedingt beides: Q_{10} und Cholesterin. Studien haben ergeben, dass durch langjährige Einnahme von Statinen Demenz und kognitive Störungen auftreten können. Falls Sie Statine nehmen, sollten Sie unbedingt Ihren Q_{10}-Spiegel überprüfen lassen.

Olivenblatt-Extrakt

Dass Olivenöl gesund ist, hat sich inzwischen herumgesprochen. Es ist das Öl, das wir generell in der Küche einsetzen sollten, zumindest wenn es um kalte oder nur wenig erhitzte Speisen geht. Sie dürfen es dort überall und großzügig verwenden, egal ob es um Salate, Gemüse oder Fisch und Fleisch geht. Wenig bekannt ist allerdings, dass es inzwischen auch Olivenblatt-Extrakt gibt. Dieser Extrakt bündelt und potenziert die Wirkungen des Olivenöls mit der des Oleuropeins. Dieses Oleuropein ist ein besonders wirksames Polyphenol. Von Polyphenolen wissen wir ja schon, dass sie sehr günstige Effekte auf unser Gehirn haben. Dies wollen wir näher betrachten.

Erstens wirkt Oleuropein generell neuroprotektiv, d. h., es schützt unser Gehirn vor schädlichen Einflüssen. Es tut das, indem es die gefürchteten Amyloid-Plaques verhindert, oder – wenn schon welche vorhanden sind – deren Giftigkeit herunterregeln kann. Dafür müssen wir es rechtzeitig und lange genug nehmen. Einige Wochen mindestens.

Olivenblatt-Extrakt kann bestehende Gehirnzellen in ihrer Funktion unterstützen und die Gedächtnisfunktion verbessern. Der uns schon bekannte Wachstumsturbo BDNF steigt, die Zellen des Hippocampus werden geschützt. Aber nicht nur das: In mehreren Stoffwechselschritten steigt auch die Neurogenese im Hippocampus, man bekommt also dadurch dort wieder mehr Gehirnzellen, die die Gedächtnisinhalte vom Kurzfristgedächtnis in das Langzeitgedächtnis überführen. Funktioniert dieser Mechanismus nur unzulänglich oder gar überhaupt nicht mehr, stellen sich unweigerlich Gedächtnisprobleme ein.

Wer also viel Olivenöl konsumiert und zusätzlich noch den Extrakt zu sich nimmt, kann sich ein besseres Gedächtnis erhoffen.

Wie genau es das macht, weiß man noch nicht im Detail. Fest steht aber, dass einer der Mechanismen ganz bestimmt die Entzündung im Gehirn hemmt. Die Entzündung, als Räuber unseres Gedächtnisses und als der Feuerteufel im Gehirn, der unsere Gehirnzellen in einen »Schwelbrand« versetzt und sie damit schädigt, haben wir ja schon an anderer Stelle kennengelernt (S. 92). Olivenblatt-Extrakt kann also helfen, dies zu verhindern.

Ein weiterer Effekt, der uns bekannt ist, ist die Hemmung der Arteriosklerose. Arteriosklerose, die im Laufe von Jahrzehnten unsere Arterien langsam verstopft, ist eine generelle Alterserscheinung und wird von vielen Faktoren beeinflusst, die wir alle schon besprochen haben (starkes Übergewicht, mangelnde Bewegung, Bluthochdruck, schlechte Ernährung usw.). Entzündung und Arteriosklerose kommen meist zusammen vor. Diese Entwicklung wollen wir natürlich auch im Gehirn verhindern und tun also gut daran, alles dafür zu tun. Zusätzlich dürfen wir uns über die Senkung der Triglyzeride und ein höheres HDL-Cholesterin freuen, das die Gefäße schützt. Mit Olivenöl kochen Sie ja sicherlich sowieso schon. Wer mehr tun will, nimmt zusätzlich eine kleine Kapsel Olivenblatt-Extrakt. Es ist inzwischen leicht zu bekommen und einzunehmen.

Zu guter Letzt erhöht Olivenblattextrakt auch noch das Schilddrüsenhormon T3, das wir unbedingt im Gehirn und in jeder anderen Zelle brauchen. Ohne funktionierende Schilddrüse gibt es kein gut funktionierendes Gehirn. Da ist doch die tägliche Investition in so eine kleine Kapsel Olivenblattextrakt die beste »Geldanlage«. Zinsen gibt es keine, dafür aber ein gutes Gedächtnis und ein leistungsfähiges Gehirn. Das ist es doch allemal wert.

Schutz und Heilung optimieren

Sie haben nun schon einige wichtige Strategien kennengelernt, mit denen Sie Ihre Gesundheit im Allgemeinen fördern und darüber hinaus auch viel für Ihre Gehirngesundheit tun können. Das folgende Kapitel geht noch detaillierter auf Möglichkeiten ein, Prävention gegen nachlassende Gehirnleistung zu betreiben, und zeigt Behandlungsmöglichkeiten auf, die Ihren »Werkzeugkasten« noch weiter auffüllen sollen. Es werden Substanzen beschrieben, von denen Sie vielleicht schon einmal gehört haben, die aber im Hinblick auf vorbeugenden Schutz für unser Gehirn noch nicht sehr bekannt sind.

Ashwagandha

Ashwagandha (Indischer Ginseng) gehört zu den Schätzen der Natur, die bei uns noch wenig bekannt sind aber in den USA und anderen Ländern schon Furore hinsichtlich der positiven Effekte für die Hirngesundheit gemacht haben. Ursprünglich in Asien beheimatet, findet man diese Pflanze aber auch überall dort, wo es trocken und warm ist, also in Afrika, Indien, auf den Kanarischen Inseln oder im Mittelmeerraum.

Für uns ist die Tatsache interessant, dass sich die Pflanze nicht nur bei Herzerkrankungen und Krebs bewährt hat, sondern auch bei Alzheimer und Parkinson. Die Effekte von Ashwagandha gehen vermutlich auf eine Kombination von Inhaltsstoffen zurück, wie wir sie bei pflanzlichen Präparaten oft haben. Dies steht im Gegensatz zum schulmedizinischen Denken, wo eine direkte einzelne Verbindung zwischen Ursache und Wirkung angestrebt wird und man den vielfältigen Kombinationswirkungen pflanzlicher Präparate misstraut. Auch deswegen, weil man Kombinationswirkungen statistisch schwieriger nachweisen kann und sehr viel mehr Versuchspersonen braucht, was die Experimente schnell hochkomplex und unfinanzierbar macht. Als gut untersucht können aber folgende Wirkungen gelten:

- Senkung des Kortisolspiegels und damit Erhöhung der Stressresistenz
- Reduzierung chronischer Müdigkeit
- Schmerzlinderung
- Wachstum von Dendriten (Fortsätze der Gehirnzellen)
- Verbesserung der mitochondrialen Leistung
- verstärkte Elimination des giftigen Beta-Amyloids aus dem Gehirn
- Ashwagandha reduziert die Cholinesterase, ein Enzym, das das wichtige Cholin im Gehirn abbaut. Wenn das abbauende Enzym gehemmt wird, steigt der erwünschte Cholinspiegel.
- Reduzierung der »Silent Inflammation«

Der letzte Punkt ist besonders wichtig, da wir immer wieder auf die »Silent Inflammation« stoßen, die den »Schwelbrand« in unserem Körper unterhält und deshalb auf die Dauer krank macht. In einer beispielhaften Versuchsanordnung hat man Ratten in zwei Gruppen unterteilt und unter chronischen Stress gesetzt. Die Versuchsgruppe bekam Ashwagandha, die andere nicht. Anschließend hat man ihre Gehirne untersucht und in der Versuchsgruppe (mit Ashwagandha) kaum krankhafte Veränderungen gefunden, während bei der Gruppe ohne Ashwagandha deutliche pathologische Veränderungen in den Nervenzellen gefunden wurden. Ashwagandha ist inzwischen auch als Nahrungsergänzung in Deutschland erhältlich.

Glutathion

Über »freie Radikale« haben Sie schon viel gehört und ich habe sie in diesem Buch mehrfach erwähnt. Diese kleinen Teufel in Form vagabundierender organischer Verbindungen können – wenn sie im Übermaß auftreten – schwere Zellschäden und darauf folgend Gesundheitsstörungen auslösen. Wir brauchen daher Antioxidantien, um das zu verhindern. Viele nehmen wir mit der Ernährung auf (Vitamine C und E, B-Vitamine, sekundäre Pflanzenstoffe wie sie z. B. im Granatapfel, im Knoblauch oder im grünen Tee vorhanden sind). Trotzdem ist das manchmal nicht ausreichend. Wenn wir z. B. in einer besonders stressigen Lebensphase sind, chronische Infekte haben oder unsere

Darmgesundheit darniederliegt und sich ein Leaky Gut entwickelt hat, oder durch Medikamente (z. B. Schmerzmittel) oder Umweltgifte. Wir brauchen dann ein stärkeres Kaliber. Glutathion ist eines dieser möglichen besonders potenten Waffen gegen die freien Radikale. Es kann diese entschärfen bzw. unschädlich machen, sodass ihr zerstörerisches Werk in den Zellen und Mitochondrien gestoppt wird. Es hat weitere Eigenschaften, die ich später noch ausführe.

Glutathion gibt es in zwei Formen: einer oxidierten (GSSG) und einer reduzierten Form (GSH). Aus der oxidierten Form kann der Körper die reduzierte Form recyceln. Dafür braucht er zwei funktionierende Enzyme (Glutathion-Peroxidase und Glutathion-S-Transferase). Das brauchen Sie sich natürlich nicht zu merken. Wichtig ist nur, dass Glutathion im Laufe des Lebens abnimmt. Wir müssen also zusehen, dass wir entweder besonders gesund leben oder es von außen zuführen. Eigentlich kann der Körper das Glutathion selbst herstellen. Es ist ein kleines Tripeptid aus den drei Aminosäuren Glycin, Cystein und Glutaminsäure. Alles Aminosäuren, die Sie mit der täglichen Nahrung zu sich nehmen. Nur haben wir trotzdem meist keinen ausreichend hohen Glutathionspiegel.

Bevor wir uns überlegen, wir wie den Glutathionspiegel trotzdem auf erwünschte Höhen bringen können, denken wir noch kurz über die weiteren Wirkungen des Glutathions im Körper nach, die über das Bekämpfen der freien Radikale hinausgehen. Besonders erwähnenswert wären folgende:

- Glutathion ist ein besonders potentes Entgiftungsmittel, besonders für die Leber und das Gehirn. Es kann die Blut-Hirn-Schranke überwinden und daher dort Quecksilber, Blei und Aluminium entgiften.
- Bei Parkinson- und Alzheimerpatienten findet man besonders niedrige Glutathionwerte. Vermutlich wird das Glutathion durch Entgiftungsvorgänge aufgebraucht und steht nur sehr unzureichend zur Verfügung. Freie Radikale können sich austoben. Entgiftung findet nicht mehr statt.

- Chronische Entzündungen werden gehemmt. Das Immunsystem braucht Glutathion, um überschießende Reaktionen aufzufangen. »Silent Inflammation« ist gerade bei älteren Menschen weit verbreitet.
- Schäden im Zuckerstoffwechsel, z. B. Diabetes oder Prä-Diabetes, werden durch Glutathion in leichteren Fällen aufgefangen, die resultierenden Gefäßschäden entsprechend minimiert.
- Generell werden Verjüngungseffekte beobachtet, z. B. wird der Abbau des Kollagens in der Haut durch Glutathion gehemmt. Die Damen (und Herren) dürfen sich daher sogar Hoffnung auf ein schöneres Aussehen machen.

Damit sich all diese Effekte einstellen, müssen wir das Glutathion in ausreichenden Mengen zuführen. Das geschieht zunächst über die tägliche Ernährung. Besonders viel Glutathion ist in folgenden Lebensmitteln enthalten: Leber, Avocados, Brokkoli, Spargel, Rosenkohl, Blumenkohl, Zwiebel und Knoblauch. Auch Molkeprotein (Whey) enthält viel Cystein und kann daher den Glutathionspiegel erhöhen. Das Ganze wirkt aber nur, wenn Sie die entsprechenden Kofaktoren im Blut haben. Das sind die Vitamine C und E, die B-Vitamine, aber auch Alpha-Liponsäure, Coenzym Q_{10}, Selen, Magnesium und Zink. Wir sehen also immer wieder, dass uns die gesunden Lebensmittel ständig begegnen. Deswegen ist es wichtig, diese so oft es geht in den täglichen Speiseplan einzubauen. Das macht es aber auch gleichzeitig einfacher, weil Sie Ihren Einkauf auf die wirklich wichtigen und gesunden Lebensmittel konzentrieren können. Eine Möglichkeit, den Glutathionspiegel zu erhöhen, besteht darin, sich mal über einige Tage ketogen zu ernähren (S. 89). Abgesehen von den anderen guten gesundheitlichen Auswirkungen einer phasenweise (also kurzfristigen) ketogenen Ernährung können Sie den Glutathionspiegel dadurch auf das Doppelte erhöhen. Als Mitnahmeeffekt sozusagen. Wenn Sie Glutathion als Nahrungsergänzung nehmen wollen, sollten Sie nach »S-Acetylglutathion« schauen. In dieser Form wird es besser aufgenommen. Daneben gibt es noch das »liposomales Glutathion«, das sehr gut aufgenommen wird, da es in einem Fetttransporter verpackt ist.

Pterostilbene

Vielleicht kennen Sie »Resveratrol«, die angebliche »Anti-Aging Pille« aus Rotwein bzw. roten Trauben. Resveratrol hilft gegen DNA-Schäden, weil es schützende Genschalter im Zellkern einschaltet. Auch für die Herzgesundheit ist Resveratrol nützlich. Eine »Wundersubstanz« ist es leider nicht, zumal Sie den Rotwein flaschenweise trinken müssten, um genügend Resveratrol aufzunehmen. Außerdem würde trotzdem nicht genügend davon in der Zelle ankommen, da es in der Leber vorher zerfällt und damit praktisch wirkungslos gemacht wird. Wie also das Dilemma lösen? Es gibt eine verwandte Substanz, dem Resveratrol ähnlich: Pterostilbene. Das ist das bessere Resveratrol: Es ist stärker in seiner Wirkung, wird vom Körper besser aufgenommen und hat das breitere Wirkungsspektrum. Die Wirkung auf das Gehirn ist eindeutig: Es ist ein sogenannter »Neuromodulator«, hat also vielfältige Wirkungen auf das Gehirn, und hilft deswegen gegen Alzheimer und Gedächtnisstörungen. Es ist auch ein sogenanntes »Kalorienreduktions-Mimetikum«, d. h., es produziert ähnliche Effekte wie Kalorienreduktion oder Fasten. Beide Maßnahmen schalten Gene ein, die Langlebigkeit, metabolische Gesundheit und Schutz vor freien Radikalen begünstigen. Die wichtigsten Wirkungen sind folgende:

- Die Dopaminausschüttung wird verbessert. Dadurch verbessern sich Antrieb, Motivation und es macht gute Laune. Konzentration, Gedächtnis und Lernen werden gestärkt.
- Es hilft gegen überhöhte Zuckerwerte, vor allem im Gehirn.
- Überschüssiges Glutamat im Hippocampus wird reduziert; hohe Glutamatspiegel wirken neurotoxisch.
- Chronische Entzündungen werden gehemmt. Wie wir wissen, sind Entzündungsprozesse im Körper und im Gehirn langfristig besonders schädlich und beschleunigen den Altersprozess und die Arteriosklerose, die ihrerseits die wichtige Blutversorgung aller Zellen behindert. Ein Teufelskreis entsteht.
- Ratten, die man mit Pterostilbene gefüttert hat, schnitten nach 13 Wochen in Gedächtnistests deutlich besser ab als eine Vergleichsgruppe ohne Pterostilbene.

- Außerdem scheint es schützend gegen verschiedene Krebsformen zu wirken, besonders gegen Brustkrebs, Hautkrebs (Melanom) und den sehr aggressiven Krebs der Bauchspeicheldrüse.
- Es gibt noch weitere Wirkungen, z.B. auch auf die Entgiftungsleistung des Körpers oder das effektivere Eliminieren (Flush Out) von zu viel Beta-Amyloid aus dem Gehirn.

In welchen Lebensmitteln finden wir Pterostilbene? Es ist in Brombeeren und Blaubeeren, in Weintrauben und in Erdnüssen enthalten. Auch deshalb ist Beerenobst so gesund. Allerdings kann man durch die Nahrungsaufnahme bei Weitem nicht genügend Pterostilbene für eine therapeutische Wirksamkeit aufnehmen. In einem handelsüblichen Schälchen Brombeeren sind ungefähr 20 Mikrogramm (20 Millionstel Gramm) enthalten. Das ist sicher zu wenig. Vermutlich braucht man die hundertfache Menge, also mindestens 2 Milligramm. Da müsste man die Brombeeren eimerweise essen. Man muss Pterostilbene also als Nahrungsergänzung zuführen, um einen therapeutischen Effekt zu erhalten. Es ist auch gut mit Resveratrol kombinierbar.

PQQ

PQQ ist eine unscheinbare, aber mächtige »Allzweckwaffe« für das Gehirn. Sie haben es schon im Kapitel über die Mitochondrien (S.18) kennengelernt, in denen es seine energiespendende Funktion erfüllt. Es ist aber so wichtig, dass ich hier noch einmal näher darauf eingehe. PQQ ist in hohen Konzentrationen in der Muttermilch enthalten, was sicher kein Zufall ist. Das Baby muss schnell wachsen und besonders sein Gehirn wird sich in den nächsten zwei Jahren so schnell und so umfangreich entwickeln wie nie im späteren Leben. Es ist wie ein Wachstumsrausch in einem großen blühenden Garten. Wir nehmen zwar über Früchte und Gemüse PQQ aus der Nahrung auf, aber nur in winzigen Mengen, die nicht ausreichend sind. Wir haben daher praktisch viel zu wenig PQQ im Körper und können daher seine Vorteile nicht nutzen. Das gilt besonders für ältere Menschen. Allein die antioxidative Kapazität von PQQ ist um ein Vielfaches höher als beispielsweise Vitamin E oder Vitamin C. PQQ ist nicht nur ein Segen für die Mitochondrien, sondern kann noch viel mehr:

- Es fördert die Regulation des Beta-Amyloids, kann also einen zu hohen Spiegel ausleiten.
- Es bindet an das sogenannte α-Synuclein, das bei Parkinsonpatienten eine wichtige Rolle spielt, weil es die Dopaminproduktion beeinflusst und PQQ hier regulierend wirkt.
- Es wirkt förderlich auf den sogenannten NGF (nerve growth factor) und reguliert damit Synapsen und Axone der Nervenzellen.
- Es verlangsamt die altersmäßige Degeneration von Gehirnzellen.
- Es schützt Neurone in der Hippocampus-Region (Lernen und Gedächtnis) vor schädigenden Wirkungen durch Glutamat.
- Es verstärkt die Expression von PGC-1α, eines zellulären »Master-Regulators«, der Gene aktiviert, die das Wachstum gesunder Mitochondrien anregt und der weitere vielfältige gesundheitsfördernde Wirkungen hat, z. B. auf den Fettstoffwechsel.
- Kognition und Gehirn-Plastizität werden gefördert.

Eine japanische Studie hat den letzten Punkt eindrucksvoll belegt. Einer Gruppe von Menschen mittleren Alters wurde PQQ verabreicht, was in deutlichen kognitiven Verbesserungen resultierte. Der menschliche Körper kann leider PQQ nicht selbst herstellen, es muss daher mit der Nahrung zugeführt werden. In einigen Lebensmitteln ist PQQ in geringen Mengen enthalten, z. B. in Kakao, Natto und grünem Tee. Die bei normalem Genuss dieser Lebensmittel aufgenommenen Mengen sind jedoch bei Weitem nicht ausreichend, um genügend hohe PQQ-Spiegel zu erreichen. Damit es im Körper effektiv wirken kann, muss man es zuführen. Als Kofaktoren braucht PQQ auch Vitamin B_6. PQQ ist in Deutschland noch wenig bekannt, aber inzwischen ist es als Nahrungsergänzung erhältlich.

Taurin

Taurin ist eine der wichtigsten Aminosäuren im Körper und hat vielfältige Wirkungen, besonders auf unser Herz, aber auch auf unser Gehirn. Im Herzen bewirkt es eine kräftigere Pumpleistung und zusätzlich eine bei vielen Menschen erwünschte milde Senkung des Blutdrucks. Allein das ist förderlich für die Gehirngesundheit. Wie schon bei PQQ ist in der Muttermilch viel Taurin enthalten, damit sich das Baby gut entwickelt. Auch daran kann man die Wichtigkeit erkennen. Taurin muss daher als wichtiger Faktor der Neurogenese betrachtet werden, weil es hilft, neue Gehirnzellen aufzubauen. Dies gilt besonders für den Bereich des Hippocampus. Dort können neue Gehirnzellen entstehen. Entgegen früheren Annahmen funktioniert das selbstverständlich auch noch im Alter. Denn gerade dann ist es wichtig, den leider mit dem Alterungsprozess einhergehenden degenerativen Prozessen entgegenzuwirken und Vorsorge zu betreiben.

Was passiert bei einem Taurinmangel? Taurin ist insgesamt enorm wichtig für das Gehirn, es dient als Neurotransmitter, stärkt also die synaptischen Verbindungen und die Kommunikation der verschiedenen Hirnareale. Es unterstützt dort auch die Entgiftung von Schwermetallen (z. B. Quecksilber oder Aluminium), fördert einen gesunden Fettstoffwechsel, wirkt dadurch gegen Arteriosklerose und schützt die Mitochondrien. Alzheimer- und Parkinsonpatienten haben niedrige Taurinwerte im Blut.

Taurinmangel führt auch im Auge zu erheblichen degenerativen Veränderungen. Vor allem in der Netzhaut ist Taurin zehnfach höher konzentriert als alle anderen Aminosäuren. Wenn man weiß, dass die Netzhaut als Teil des Hirngewebes über den Sehnerv direkt mit dem Hirn verbunden ist, wird die Bedeutung dieser Aminosäure auch für gesunde Nervenzellen und damit für die Hirngesundheit schnell klar. Bei einem Mangel wird nicht nur das gute Sehen generell verschlechtert, sondern auch die im Alter weitverbreitete Makula-Degeneration begünstigt. Die Makula enthält die Stelle des schärfsten Sehens auf der Netzhaut (Fovea centralis). Dieser winzige Punkt, ungefähr in der Mitte der Netzhaut, ist absolut notwendig und sorgt dafür, dass wir überhaupt scharf sehen können. Er ist nicht größer als ein Streichholzkopf und enorm dicht mit Sehzellen vollgepackt. Sie kennen sicher ältere Freunde oder Bekannte, die darüber klagen, dass sie nicht mehr richtig sehen, nicht mehr lesen können oder gar einen »schwarzen Fleck« in der Mitte des Sehfeldes haben. Dann ist die Netzhaut schon degeneriert, weil wir ihr nicht die nötigen Stoffe gegeben haben, die sie unbedingt braucht (z. B. grünes Blattgemüse mit viel Lutein verzehrt haben). Oder sie haben sich vielleicht über lange Jahre zu viele Sonnenbäder ohne Sonnenschutz bzw. Sonnenbrille gegönnt. Der Anteil des blauen Lichts während intensiver Sonnenbestrahlung ist besonders schädlich für die Netzhaut.

Vergessen darf man nicht, dass die heutige Computer-, Handy- und Tabletnutzung der Augengesundheit ganz und gar nicht förderlich ist. Das ständige Stieren auf den Bildschirm überfordert unsere Augen. Sie müssen immerzu Schwerstarbeit leisten. Dafür sind sie nicht gemacht. Sie wissen ja: offene Steppe, Savanne, Natur, der weite Blick in die Ferne… der tut unseren Augen gut. So aber entstehen viele freie Radikale und Abfallprodukte an diesem zentralen Ort des Sehens, die nicht adäquat abgebaut werden können. Nehmen Sie eine Kapsel Taurin pro Tag und schon haben Sie viel zur Vorbeugung gegen diese Krankheit und für Ihre Gehirnzellen getan.

»Kann ich denn nicht Taurin mit der Nahrung zu mir nehmen?«, werden Sie fragen. Grundsätzlich geht das natürlich. Aber nicht jeder isst genug Fisch oder Krustentiere, in denen es natürlicherweise vorkommt. Sie müssten dafür große Mengen essen – praktisch kiloweise. Es ist daher sinnvoll, die empfohlene tägliche Zufuhr durch Nahrungsergänzung sicherzustellen. Eine ausreichende Menge von 500 Milligramm, enthalten die handelsüblichen Kapseln. Taurin ist außerdem billig und leicht erhältlich. Therapeutisch ist die Kombination mit Benfotiamin (Vitamin B_1) und α-Liponsäure sinnvoll, denn beide wirken ebenfalls neuroprotektiv und regenerativ auf Nervenzellen.

Lithium

Lithium gehört zu einer Gruppe von Spurenelementen, die wir zwar nur in sehr geringen Mengen brauchen, die aber trotzdem für unsere Gesundheit generell und speziell für die Gehirngesundheit wichtig sind. Es kommt natürlicherweise auch in manchen Gegenden im Trinkwasser vor. Andere Beispiele für solche wichtigen Spurenelemente sind z. B. Selen, Chrom, Molybdän, Mangan oder Jod. Lithium nimmt dabei eine Sonderrolle ein, denn es ist erwiesen, dass dieses Spurenelement besonders günstige Wirkungen auf unser Gehirn hat.

Psychiater haben früher Lithium eingesetzt, um Symptome der Depression zu behandeln. Bevor es moderne Antidepressiva gab, war Lithium das Mittel der Wahl. Bekannt ist außerdem, dass dort, wo Lithium nicht im Trinkwasser enthalten ist, die Menschen also praktisch kein Lithium zuführen, die Selbstmordrate höher ist. Man muss nicht gleich an das Schlimmste denken, aber Lithium fördert eine positive Stimmung bzw. Gefühlslage. Das alleine wäre schon ein Grund, mal nachzuschauen, ob in Ihrem Trinkwasser Lithium enthalten ist. Sollte das nicht der Fall sein, kann man Mineralwässer finden, die Lithium in Spuren enthalten. Es gab sogar eine Diskussion, ob man nicht generell dem Trinkwasser Lithium zufügen soll.

Lithium ist daran beteiligt, erhöhte Mengen GSK-3 im Gehirn zu vermindern. Es ist ein »GSK-3-Inhibitor«. Dieses sogenannte »GSK-3« hat einen schädigenden Einfluss auf das Tau-Protein und den Beta-Amyloid-Stoffwechsel. Es wird dann leichter zu den unerwünschten Tau-Fibrillen umgebaut – das sind die Spaghettiknäuel im Gehirn, die wir unbedingt verhindern wollen, weil sie die Synapsen und die Gehirnzellen schädigen und damit früh in unerwünschter Weise in den Gehirnstoffwechsel eingreifen. Lithium verhindert all das. Dadurch wird auch der Ihnen schon bekannte BDNF erhöht sowie der IGF-1 (Insulin-like Growth Factor). Beide stimulieren neurale Stammzellen und die Produktion von neuen Gehirnzellen im Hippocampus.

In einer Studie von Forlenza und Mitarbeitern wurden 23 Personen mit Demenzsymptomen mit Lithium behandelt. Gemessen wurde nicht nur die kognitive Leistungsfähigkeit, sondern auch das Tau-Protein im Rückenmark der Patienten. Es zeigte sich, dass man sowohl weniger Tau-Protein vorfand, und damit weniger Tau-Fibrillen im Gehirn, als auch eine bessere kognitive Leistungsfähigkeit der Studiengruppe. Die Kontrollgruppe war unverändert. Das zeigt, dass man mit dieser einfachen Maßnahme, nämlich winzige Mengen Lithium zu sich zu nehmen, eine positive Wirkung auf das Gehirn erzielen kann. Lithium ist außerdem günstig gegen Insulinresistenz. Ein funktionierender Zuckerstoffwechsel und Insulin bedingen sich gegenseitig. Im Alter besteht die Tendenz, eher insulinresistent zu werden. Das bedeutet Energieverlust in der Zelle, damit auch im Gehirn. Also: Suchen Sie sich bei Ihrem Getränkehändler ein Mineralwasser mit Lithium aus. Ansonsten kann man auch mal vorübergehend Lithium als Nahrungsergänzung zu sich nehmen.

Öfter mal »NO« sagen

Vom oxidativen Stress und den »freien Radikalen« haben Sie schon gehört. Oxidativer Stress kann durch viele Stoffwechselprozesse entstehen: falsche Ernährung, z. B. schlechte Fette, zu viel Zucker oder Salz, chronischen Stress, übertriebenen Sport, Entzündungsprozesse oder zu intensive Sonnenbestrahlung. Vagabundierende Sauerstoffradikale dringen in Zellen ein und schädigen sie. Das bedeutet nichts anders, als dass der lebenswichtige Sauerstoff leider auch unerwünschte Effekte auslösen kann. Unser Körper kann sich aber dagegen mit eigenen oder zugeführten Antioxidantien ganz gut verteidigen. Sie kennen alle Vitamin C und E, sekundäre Pflanzenstoffe, z. B. Polyphenole und Anthocyane aus Gemüse und Obst oder – als besonders starkes Antioxidans – Glutathion, über das wir schon gesprochen haben. Nicht zu vergessen Spurenelemente, z. B. Zink, Selen, Magnesium, Mangan und Kupfer, die bei diesen Abwehrprozessen als notwendige Kofaktoren wirken.

Neben diesem oxidativen Stress gibt es aber eine zweite Form des Zellstresses, nämlich sogenannten »NO-Stress«. NO steht für »Nitric Oxid«, auf Deutsch: Stickstoffmonoxid. Da »NO« aber so schön kurz ist, bleiben wir hier dabei. Dieses NO ist eigentlich eine gute Sache. Es ist ein Gas, das an der inneren Wand unserer Arterien ausgeschüttet wird und zahlreiche günstige Wirkungen zeigt. Dazu zählen insbesondere: Erweiterung bzw. Erschlaffung der Arterienwände und damit Senkung des Blutdrucks. Außerdem wird die mitochondriale Biogenese gefördert, also mehr Mitochondrien gebaut. Das findet selbstverständlich auch in den sehr feinen Gefäßen im Gehirn statt, das dann durch eine bessere Nährstoffversorgung viel effektiver funktionieren kann. Bei Alzheimerpatienten findet man niedrigere NO-Werte und einen deutlich schlechteren NO-Stoffwechsel, besonders im Hippocampus. Das NO muss aber innerhalb des Organismus in einer recht engen Schwankungsbreite vorhanden sein. Ist zu viel NO vorhanden, bewirkt das »NO-Stress«, auch »nitrosativer Stress« genannt. Dieser NO-Stress ist eine Sonderform des oben erwähnten oxidativen Stresses. Ist zu wenig NO vorhanden, treten langfristig Probleme durch die chronische Engstellung und Verhärtung der Gefäße auf. Es entstehen Schäden an Gefäßen, Zellen und in den Mitochondrien. Dadurch kommt es auch zu Energieverlust, Schlappheit und chronischer Müdigkeit. Hält dieser Zustand über längere Zeit an, können neben dem schon erwähnten Bluthochdruck folgende Symptome auftreten:

- Arteriosklerose und Thrombosegefahr
- Herz-Kreislauf-Erkrankungen, Schlaganfall
- Schädigung der Mitochondrien mit Neurodegeneration (Alzheimer, Parkinson)
- Erektionsstörungen (Das bekannte »Viagra« wirkt durch erhöhte NO-Spiegel, indem es die Durchblutung der Schwellkörper im Penis deutlich verbessert.)

Zu hohe NO-Spiegel machen aber auch Probleme. Denn bei einer Überproduktion von NO entsteht zu viel Histamin im Körper. Viele kennen das, wenn sie nach dem Genuss von Rotwein, gereiftem Käse oder Fisch einen roten Kopf bekommen oder der Körper an bestimmten Stellen kribbelt. Das ist das Histamin. Die Histamin-Bildung erhöht ihrerseits die NO-Produktion und die Entzündungsbereitschaft des Körpers. Ein Teufelskreis entsteht. Zu viel NO kann aber auch unabhängig durch Ihnen schon bekannten Übeltäter entstehen: Entzündungsprozesse, Infektionen durch Viren oder Bakterien, giftige Umweltchemikalien, z. B. Pestizide, Schwermetalle oder Medikamente wie Statine oder Antibiotika und nicht zuletzt durch chronischen Stress. Übrigens auch durch die »Antibabypille«. Durch all diese Prozesse kann NO unphysiologisch ansteigen. Schließlich entsteht das giftige Peroxinitrit. Im Endeffekt kommt es dann gleichermaßen zu den oben aufgeführten Symptomen, die wir alle nicht haben wollen. Diese ganzen biochemischen Vorgänge brauchen Sie sich natürlich nicht zu merken. Es bleibt aber festzuhalten, dass NO eine wichtige gesundheitliche Größe für den gesamten Organismus, die generelle Leistungsbereitschaft und insbesondere die Gehirngesundheit darstellt.

Wir sehen also, dass es eine gute Idee ist, den NO-Spiegel auf einem vernünftigen Niveau zu stabilisieren. Wie macht man das am sinnvollsten? NO wird selbst vom Körper produziert, und zwar aus den Aminosäuren Arginin und Citrullin. Citrullin entgiftet Ammoniak, das besonders für Gehirnzellen toxisch und damit zerstörerisch ist. Wer zu wenig NO hat, kann also durch die Gabe von Arginin und Citrullin seinen NO-Spiegel anheben. Das klappt aber nur, wenn man auch die Kofaktoren berücksichtigt. Das sind insbesondere Folsäure – am besten in der Form der aktiven Folsäure, genannt BH_4 – dazu Zink, Eisen und Vitamin C. Auch NADH, ein Energiebooster, der ATP produziert, gehört dazu. Man könnte auch auf den Gedanken kommen, ab und zu mal ein Glas Rote-Bete-Saft zu trinken. Darin ist sehr viel Nitrat enthalten, das letztlich die NO-Produktion ankurbelt. Bei einer vernünftigen vitamin- und mineralstoffreichen Ernährung mit viel Gemüse brauchen Sie sich darum aber kaum zu kümmern. Bei älteren Menschen fällt jedoch das NO deutlich ab, da kann man damit nachhelfen. Viel Arginin ist auch in Nüssen enthalten, z. B. in Erdnüssen, Mandeln, Haselnüssen. Auch in Kürbiskernen ist es drin. Hier und da mal eine halbe Handvoll, zum Knabbern zwischendurch, kann sicherlich nicht schaden. Wie es um Ihren NO-Haushalt steht, kann man leicht im Blut durch die Messung von Nitrotyrosin erkennen.

6. Schlussbemerkungen

Wenn Sie es bis hierher geschafft haben, zeigt das, dass Sie wirklich ernsthaft an einem gesunden Gehirn und geistiger Leistungsfähigkeit interessiert sind. Herzlichen Glückwunsch! Die folgenden Kapitel gehen noch auf spezielle Aspekte ein, die für einen erfolgreichen Weg zu diesem Ziel wichtig sind, damit Ihre Anstrengungen wirklich von Erfolg gekrönt sind.

Auch behandelbar: Parkinson und Multiple Sklerose

In Gesprächen mit Angehörigen und Patienten taucht immer mal wieder die Frage auf, ob sich die vielen Überlegungen zu Prävention und Behandlung von Alzheimer bzw. Demenz auch auf andere neurologische Erkrankungen übertragen lassen. Zu nennen wäre zunächst die Parkinson-Krankheit, die immerhin etwa eine Viertel Million Deutsche betrifft. Die »Ursachen« dieser Krankheit sind auf der zellulären Ebene bis heute nicht gänzlich geklärt. Fest steht, dass in einem bestimmten Hirnareal, der »Substantia nigra« (»schwarze Substanz«), die dort befindlichen Gehirnzellen im Laufe der Zeit untergehen bzw. abgebaut werden. Diese Zellen produzieren das wichtige Dopamin und das ist nicht nur für Aufmerksamkeit und Motivation zuständig, sondern auch für den Bewegungsablauf und die Körperkontrolle entscheidend. Fehlt es, kommt es zu den typischen Bewegungseinschränkungen, die bei diesen Patienten ins Auge fallen: Gangunsicherheit, Zittern der Hände oder Füße, ein maskenhaftes Gesicht und eine generelle Steifigkeit der Muskulatur, bis hin zu stark eingeschränkten krampfartigen Bewegungen und chronischer Verstopfung. Als weitere Ursache werden der Gebrauch von bzw. die Exposition gegenüber Pestiziden diskutiert (das »Bauernzittern«), aber auch Stöße und Schläge im Kopfbereich (einige berühmte Boxer leiden bzw. litten an dieser Krankheit). Auch Aluminium (alte Kochtöpfe, Kosmetika, Deos) und Quecksilber (Amalgamfüllungen, Tonerstaub, alte Energiesparlampen) spielen eine Rolle. Zum Glück bekommen weder alle Landwirte Parkinson noch alle Menschen mit Amalgamfüllungen, noch alle Boxer.

Dies legt nahe, dass wir unseren Blick weiten und nicht nur auf den Kopf und die Symptome, sondern auf den ganzen Lebensstil bzw. das Verhalten und die Risikofaktoren schauen müssen, die mit dieser Krankheit assoziiert sind. Ganz wichtig scheint vor allem wieder ein guter Bekannter zu sein: der Darm. Einige Parkinsonforscher gehen davon aus, dass dort schon Jahre vor dem Ausbruch der Krankheit Anzeichen dafür zu finden sind. All das, was im Kapitel »Die Darm-Hirn-Achse« (S. 37) schon erwähnt wurde, scheint auch hier eine Rolle zu spielen: Art und Zusammensetzung der Darmbakterien, Leaky Gut, Fäulnis- und Gärungsprozesse, Entzündung und Schädigung der Darmschleimhaut. Der Darm und das Gehirn stehen eben in vielfältiger Weise über Nervenfasern, Hormone und Neurotransmitter miteinander in Verbindung.

Das führt uns zu der entscheidenden Frage, wie man die Krankheit effektiv beeinflussen bzw. behandeln kann. Die Schulmedizin geht vom einfachen Modell der untergehenden Nervenzellen aus, die das notwendige Dopamin nicht mehr produzieren können. Also gibt der Neurologe Dopamin bzw. dessen Vorstufe L-Dopa, um das Defizit auszugleichen. Dieser eigentlich »logische« Ansatz funktioniert in der Praxis jedoch nur schlecht. Es gibt meist nur die sogenannte »Sunshine-Phase«, d. h., L-Dopa wirkt eine Zeit lang, aber die Wirkung lässt nach Monaten oder spätestens in wenigen Jahren nach. Auch höhere Dosen helfen dann nicht mehr oder rufen zum Teil schwere Nebenwirkungen hervor: Magen-Darm-Beschwerden, Herzstolpern, Haarausfall, Schläfrigkeit oder ein Anstieg des Gefäßgiftes Homocystein.

Es wäre einen Versuch wert, der generellen Linie dieses Buches zu folgen und den Körper als Gesamtsystem zu betrachten. Der Körper leidet nicht an einer bestimmten Störung oder Krankheit, sondern vor allem daran, dass man ihm bestimmte Stoffe vorenthält, die er unbedingt zum guten Funktionieren braucht (Mineralstoffe, Vitamine, Eiweiß, Hormone) oder ihn mit Verhaltensweisen traktiert, die er nur schlecht kompensieren kann (starkes Übergewicht, Bewegungsmangel, Gifte aller Art und schlechte Ernährung). Gleichzeitig gibt uns diese Tatsache aber auch wieder Mut und Optimismus, dass wir die Krankheit mit vielerlei Interventionen im Lebensstil positiv beeinflussen können. Konkret bedeutet das, dass wir zunächst die oben aufgezählten wichtigsten Risikofaktoren senken. Fangen wir mit den Giften bzw. den Schadstoffen an. Also die alten Aluminiumtöpfe entsorgen, die Amalgamfüllungen ersetzen und den Laserdrucker nur mit einer guten Lüftung oder offenem Fenster betreiben. Wenn Sie in der Nähe eines Kohlekraftwerkes wohnen, würde ich mir einen Umzug überlegen. Dort kommt Quecksilber in Massen aus dem Schornstein. Sport treiben wird oft als lästig empfunden, ist aber eine der stärksten Waffen gegen diese Erkrankung: 150 Minuten pro Woche sollten es schon sein. Am besten im aeroben Bereich, also Walken, Joggen, Fahrrad fahren oder Schwimmen. Immer mit Mäßigung und nie übertreiben. Etwas Krafttraining ist eine ideale Ergänzung. Dazu gehört auch tägliches Trainieren der Beweglichkeit. Letzteres geht z. B. mit sanftem Yoga sehr gut, idealerweise zwei Mal 15 Minuten täglich (morgens und abends). Wer es nur einmal schafft, tut auch was Gutes für Elastizität und Flexibilität der Muskeln, Gelenke und Bänder. Bei Parkinson entwickelt sich früher oder später eine ausgeprägte Steifigkeit. Da ist Yoga ein potentes Gegenmittel. Ich weiß, dieses Programm klingt zunächst recht ehrgeizig und aufwendig. Aber die Alternative, nämlich nichts zu tun, wird die Krankheit garantiert nicht verbessern, aber mit ziemlicher Sicherheit verschlechtern. Die Praxis zeigt, dass allein mit diesem Programm sehr viel erreicht werden kann. Ein deutlicher Rückgang der Symptome ist möglich.

Sicher entfernen

Wenn Ihr Zahnarzt die alten Amalgamfüllungen entfernt, achten Sie darauf, dass er mit einer guten Absaugung und Abdeckung, dem sogenannten Kofferdam, arbeitet.

Damit geben wir uns aber nicht zufrieden. Weitere sehr wirksame Interventionsmöglichkeiten sind die folgenden:

- Gleichen Sie Ihr praktisch immer bestehendes Vitamin-D-Defizit aus.
- Nehmen Sie Omega-3-Fettsäuren zu sich, entweder durch vermehrten Fischkonsum oder durch entsprechende Präparate aus der Apotheke (Fischölkapseln).
- Erwecken Sie Ihre Mitochondrien wieder zum Leben. Die mitochondriale Dysfunktion macht auch schlappe Nervenzellen, die ihre Aufgabe nicht mehr erfüllen können. Wie das geht, steht im Kapitel »Mitochondrien« (S. 18).
- Kurkuma hilft gegen Entzündungen, optimiert den Fettstoffwechsel und ist neuroprotektiv, schützt also die Nervenzellen.
- PQQ bindet an das bei Parkinsonpatienten fehlgefaltete Protein α-Synuclein, was dann dessen Schädlichkeit herabsetzt.
- Glutathion setzen Sie als starkes Antioxidans ein und zum Ausleiten von Giften.
- Taurin ist ein wichtiger Neurotransmitter, es wirkt neuroprotektiv, schützt die Mitochondrien, es entspannt und hilft bei der Entgiftung.
- Mineralstoffe und Spurenelemente (Kalium, Kalzium, Magnesium, Mangan, Selen, und B-Vitamine) sollten ausgeglichen werden.

Und vergessen Sie bitte die Ernährung nicht. Auch durch sie kann sich die Erkrankung wesentlich verbessern. Gute Erfolge habe ich in meiner Praxis bei einer vorübergehenden (nur für einige Wochen) ketogenen oder langfristigen Low-Carb-Ernährung (wenig Kohlehydrate) in Verbindung mit den obigen Maßnahmen gesehen. In einer Studie haben Mathew und Mitarbeiter 47 Patienten mit Parkinson untersucht, die über acht Wochen eine ketogene Diät einhielten. Nach acht Wochen hatten diese einen deutlich gebesserten Zustand, vor allem weniger Schmerzen, Steifigkeit und Müdigkeit.

Hohe Zuckerspiegel sind auch für Parkinson schlecht, da sie die Blut-Hirn-Schranke durchlässiger machen (Toxine können dann leichter ins Gehirn gelangen) und Nervenzellen schädigen. Ketonkörper dagegen sind gut fürs Gehirn. Die Ernährung mag etwas einseitig sein (viel Fett, sehr wenig Kohlenhydrate) aber es ist allemal einen Versuch über einige Wochen wert. Wem die ketogene Ernährung zu streng ist, kann mit intermittierendem Fasten, oder zumindest mit eingeschränktem Kohlenhydrat-Konsum gute Resultate erzielen. Das wurde bereits ausführlich in Kapitel »Ketogene Ernährung: Wunderdiät oder Hype« (S. 89) besprochen.

Auch Multiple Sklerose kann man durch diesen Systemansatz deutlich verbessern. Natürlich ist der pathologische Mechanismus der Krankheit ein anderer, nämlich die allmähliche Zerstörung der Myelinscheiden, die als »Schutzmantel« für die Nervenstränge fungieren. Auch hier ist es elementar, dass man nicht nur auf den unmittelbaren Ort des Krankheitsgeschehens schaut (Gangunsicherheit, Muskelschwäche, Sehstörungen), sondern die grundlegenden Abläufe im menschlichen Körper ins Auge fasst. Das meiste, was oben beschrieben ist, gilt auch für eine wirksame Therapie der Multiplen Sklerose. Die schulmedizinische Behandlung mit Interferon, Kortison oder Muskelrelaxantien bringt meist nur vorübergehende Besserung. Auch neuere Entwicklungen, z. B. mit Antikörpern gegen GM-CSF (um das fehlgeleitete Immunsystem zu modifizieren), helfen oft nur in der Anfangsphase der Erkrankung, später meist nicht mehr.

Ein besonderes Augenmerk auf das Geschehen im Darm scheint auch hier besonders wichtig zu sein. Ohne gesunden Darm kann auch Multiple Sklerose nicht entscheidend besser werden. In aller Regel lassen sich bei Multiple-Sklerose-Patienten die bekannten Schäden an der Darmschleimhaut nachweisen: Leaky Gut, Entzündung, Fäulnisbakterien und fehlgeleitete Immunprozesse. Häufig ist auch ein Vitamin-D-Defizit. Das ist für Multiple-Sklerose-Patienten besonders gefährlich. Sie profitieren in aller Regel besonders von hohen Vitamin-D-Spiegeln, da diese offensichtlich in der Lage sind, das Immunsystem zu modulieren. Eine fehlgeleitete Immunantwort, die sogenannte »TH-17-Reaktion«, kann sich unter Vitamin D normalisieren. Diese TH-17-Reaktion bewirkt die zusätzliche Ausschüttung von Entzündungsstoffen, die bei Multipler Sklerose sowieso zu hoch sind und diese daher ungünstig beeinflussen.

Die Ernährung spielt auch hier eine wichtige Rolle. So werden von Multiple-Sklerose-Patienten Milchprodukte, Backwaren (die Gluten und Gliadin enthalten) oft schlecht oder gar nicht vertragen. Günstig sind dagegen fermentierte bzw. eingelegte Nahrungsmittel. Sauerteigbrot – wenn es lange ruhen durfte – wird sogar manchmal gut toleriert. Das darin enthaltene Gluten wird durch den langen Reifeprozess von nützlichen Bakterien abgebaut und wird damit als willkommene Abwechslung gut vertragen. An den Ihnen schon bekannten Omega-3-Fettsäuren mangelt es oft. Eine ketogene Ernährung ist hier – phasenweise und für einige Wochen – richtig und es ebenfalls wert, ausprobiert zu werden.

Stressbelastungen und eine hormonelle Dysbalance sind auch häufig zu beobachten. Stress ist unvermeidbar, gerade bei diesen Patienten. Aber man kann lernen, mit dem Stress besser umzugehen und ihm die Schärfe und die Schädlichkeit zu nehmen (S. 55). Um schließlich die Ausgangsfrage aus der Einleitung zu beantworten: Ja, sowohl Parkinson als auch Multiple Sklerose lassen sich mit diesem Programm in erheblichem Maße positiv beeinflussen. Um herauszufinden, wo man im individuellen Fall dabei am besten ansetzt, müssen wir schauen, was uns die Blutwerte und die Werte über das Darmmilieu sagen. Das messen wir mit den modernen Methoden der Laboranalyse.

Nicht raten und spekulieren! Messen!

»Ich nahm so ein Kombipräparat aus dem Drogeriemarkt. Da ist ja alles drin.« »B-Vitamine sollen ja auch gut sein, nehme ich natürlich ein.« »Von Selen habe ich schon gehört. Das nehme ich jetzt mal, soll ja wichtig sein.« Haben Sie auch schon solche Aussagen in Ihrem Freundes- und Bekanntenkreis gehört? Auch ich höre gelegentlich solche Sätze. Ich muss mich dann arg zusammenreißen. Solche wilden »Schrotschuss-Strategien« führen üblicherweise zu nichts. Natürlich kann man mal Vitamin C zuführen oder Vitamin D oder Magnesium. Aber das muss logischerweise Stückwerk bleiben, denn die notwendige Basis für eine sinnvolle Einnahme fehlt ja völlig. Der Körper ist ein komplexes System und er braucht zum optimalen Funktionieren nicht nur Vitamine und Mineralstoffe, sondern auch viele andere Vitalstoffe, z. B. Aminosäuren, Spurenelemente, die richtigen Fette, Hormone und vieles mehr. Kein Kombipräparat kann dies allein abdecken. Man kann seinen Stoffwechsel auch leicht in eine unphysiologische Schieflage bringen und mit einer falschen Einnahme von bestimmten Stoffen über längere Zeit, seinem Körper erheblich schaden. »Viel hilft viel« ist hier ein schlechtes Rezept und kann leicht das Gegenteil dessen bewirken, was bezweckt ist. Manche Mittelchen wirken in hohen Dosen toxisch, auch wenn sie so harmlose Namen wie »Vitamin A« oder »Vitamin D« haben.

So erinnere ich mich an einen Fall in meiner Praxis. Ein junger Mann stellte sich vor, der über Übelkeit, Muskel- und Gelenkschmerzen, Müdigkeit und Leistungsschwäche klagte. Er hatte schon verschiedene Ärzte konsultiert, die ihm aber nicht helfen konnten. Ich wusste mir zunächst auch keinen Reim darauf zu machen und konnte keine Diagnose erstellen. Aber wie so häufig: Wer richtig misst, wird schlauer. Die anschließende Laboranalyse brachte es nämlich an den Tag: Ich bekam einen dringenden Anruf aus dem Labor, das mir einen astronomisch hohen Vitamin-D-Wert meldete. Der junge Mann hatte sich monatelang Mega-Dosen Vitamin D zugeführt. Es stellte sich heraus, dass er aus zweifelhafter Quelle den Tipp bekam, es doch einmal mit Vitamin D zu versuchen, das sei gut für die Knochen und den Körper insgesamt, erhöhe die Leistungsfähigkeit ...

Man kann mit der gezielten Einnahme von Nahrungsergänzungsmitteln wunderbare Dinge für die Gesundheit erreichen. Eine wirklich sinnvolle Einnahme ist aber nur aufgrund der Symptome, der individuellen Lebenssituation und der Laborergebnisse möglich. Dann kann sich die erhoffte gesundheitliche Wirkung einer Supplementierung auch einstellen. Das Blut ist ein unbestechlicher Zeuge und man kann in ihm – wenn man will und genügend Erfahrung und genügende Kenntnisse hat – lesen wie in einem Buch. Nach dem Lesen muss allerdings die Interpretation bzw. die Schlussfolgerung aus dem Ganzen erfolgen. Das ist der schwierigste Teil. Oft muss man einen »Engpass« oder »Flaschenhals« finden. Das können einer oder auch zwei oder drei Werte sein, die entweder viel zu niedrig oder viel zu hoch sind, sodass sie das ganze System empfindlich stören, wie ein Zahnrädchen in einer komplizierten Maschine, das plötzlich stehen bleibt oder völlig falsch läuft. Leider können oder wollen sich die meisten Ärzte, die dafür notwendige Zeit nicht nehmen.

Was also ist zu tun und wie geht man am besten vor? Zunächst muss man sich darüber im Klaren sein, dass richtig zu messen leicht gesagt, aber in der Praxis gar nicht so einfach ist. Das fängt bei der Vorbereitung an: Welche Werte sollen denn überhaupt gemessen werden? Genügt bei der Schilddrüse das TSH, wie es heute oft genug gemacht wird? Oder brauche ich auch das T 3 oder das T 4? Noch dazu das »Reverse T 3« oder gar die Schilddrüsen-Antikörper? Messen im Serum oder im Vollblut? Magnesium im Serum zu messen ist z. B. für die Katz, denn Magnesium ist im Serum nur verschwindend gering vorhanden und nur in den Zellen existent; man misst also auf jeden Fall im Vollblut. Fragen Sie ruhig mal Ihren Arzt, ob er das so macht! Oder ob es so gemacht wird »wie immer«. Weil das halt langjährige Routine ist und das Labor vielleicht gar nicht im Vollblut messen kann. Hat Ihr Arzt schon mal ein Aminogramm gemacht, also die Aminosäuren im Blut gemessen? Man gewinnt dadurch wichtige Erkenntnisse, z. B. über das Immunsystem, die Stressverarbeitung oder die Entgiftung. In meiner Praxis hat höchstens einer von hundert Patienten etwas von einem Aminogramm gehört. Kein Arzt hat es ihm vorher je angeboten oder gar erklärt. Das Ganze ist also eine sehr individuelle und auf die spezielle Situation des Patienten zugeschnittene Angelegenheit. Die Laboranalytik kann viel und verfügt über immer mehr und raffiniertere Methoden, einen tiefen Blick in unsere Körperfunktionen zu gewinnen. Dinge, die noch vor ein paar Jahren völlig unmöglich waren, z. B. die Mitochondrienfunktion zu messen, sind heute leicht durchführbar. Auch der Patient ist gefordert. Er sollte üblicherweise alle nicht lebenswichtigen Medikamente mindestens 24 Stunden vorher absetzen, die letzten drei Tage keine großen körperlichen Anstrengungen mehr unternehmen und nüchtern erscheinen, auf Alkohol in den letzten 24 Stunden verzichten. Dann kommt die Blutentnahme: Hierbei müssen peinlich genau die Hygieneregeln beachtet werden und vorher muss genau überlegt werden, welche Röhrchen gebraucht werden (es gibt viele verschiedene) und in welcher Reihenfolge die Abnahme zu erfolgen hat (die ist nicht beliebig). Dann sollte der Stauschlauch nicht zu fest und nicht zu locker schließen. Die Röhrchen sollen nach der Blutabnahme gewendet, aber nicht geschüttelt werden. Sonst kann es zur Hämolyse kommen, also dem Absterben der roten Blutkörperchen. Schließlich muss fix entschieden werden, was mit den Röhrchen passieren soll: einfrieren, in den Kühlschrank legen, zentrifugieren, vor Licht schützen, Eiltransport? Alles wichtige Fragen. Auf allen Röhrchen müssen Name, Geburtsdatum und Abnahmezeit stehen.

Damit sind aber alle möglichen Fehlerquellen noch nicht beseitigt. Nun müssen die Röhrchen ins Labor. Da kann viel schiefgehen: Ist es draußen zu heiß oder zu kalt, ist das nicht gut. Wie lange ist der Transport unterwegs? Kommt ein Fahrdienst oder geht es ab in die Post? Proben sollten niemals übers Wochenende, also am Freitag, verschickt werden. Es würde viel zu viel Zeit verstreichen, bis das Labor mit der Arbeit beginnen kann. Hinzu kommen auf jeden Fall noch eine Stuhlprobe, die der Patient zu Hause in Ruhe nimmt und ggf. noch weitere Untersuchungen (z. B. Urin, Hormone). Aus den obigen Schilderungen können Sie ersehen, dass selbst bei einer Blutabnahme doch recht viel schiefgehen kann. In Deutschland werden jeden Tag Tausende Blutabnahmen durchgeführt und darauf basierend dann Therapieempfehlungen gegeben und Medikamente verschrieben. Viele Blutuntersuchungen bzw. ihre Ergebnisse sind daher verfälscht und ihre Aussagekraft fraglich. Das muss aber nicht sein.

Für mich und meine Praxis habe ich daher vor langer Zeit entschieden, dass alle Patienten direkt nach der Anamnese und Untersuchung in ein ausgewähltes Labor gehen. Das ist nur eine kurze Fahrt mit dem Auto entfernt. Dort weiß man um die ganze Problematik. Die Mitarbeiter sind sehr erfahren und routiniert und die Blutabnahme ist in der Regel schmerzfrei. Das Labor ist selbst sehr daran interessiert, dass eindeutige und richtige Ergebnisse erzielt werden. Von der Blutabnahme bis zur Bearbeitung im Labor vergehen meist nur wenige Minuten. Damit werden viele Fehlerquellen ausgeschaltet. Alle diese Vorteile haben sich in der praktischen Arbeit eindeutig bewährt. Wenn schon gemessen wird, dann umfassend und richtig. Daher muss man keine aufwendigen Nachuntersuchungen durchführen, den Patienten nicht erneut einbestellen und unnötige Kosten und Zeit werden ebenfalls eingespart. Den Ergebnissen kann man – im Rahmen des Menschenmöglichen – vertrauen.

Das wichtigste Kapitel

Dieses Kapitel unterscheidet sich etwas von all den anderen. Es hat nichts direkt mit Ihrer Gesundheit generell bzw. Ihrer Gehirngesundheit speziell zu tun. Es hat aber einen Aspekt zum Gegenstand, der so wichtig ist, dass dieses Buch ohne dieses Kapitel unvollständig wäre. Daher zum Schluss noch ein bisschen Plaudern aus dem Nähkästchen des Praxisalltags. Die Arbeit mit Patienten ist für mich eine große Freude und Quelle besonderer Befriedigung. Umso mehr wenn ich sehe, wie sich gesundheitliche Erfolge einstellen und der Zustand immer besser wird. Manchmal bekomme ich auch Briefe von Patienten, die meinen Arbeitsalltag bereichern und verschönern. Da steht dann z. B.: »Ich habe die meisten Ihrer Vorschläge umgesetzt, mir ein Fahrrad gekauft und fahre jeden Tag eine Stunde. »Defizite im Blutbild habe ich aufgefüllt, die Ernährung umgestellt, Süßigkeiten sind für mich jetzt völlig uninteressant geworden.«

Der Gewinn an Lebensqualität ist unbezahlbar. Solche Briefe sind immer ein Highlight in meinem Praxisalltag. Wenn mir Patienten signalisieren, dass sie sich deutlich besser fühlen, sie Optimismus und Lebensfreude gewonnen haben und nun am »normalen« Leben teilnehmen können, so hüpft mein Herz vor Freude ein bisschen mit.

Das ist die eine, die wunderbare Seite. Es gibt aber noch eine andere Seite. Sie besteht aus Patienten, von denen ich nichts mehr höre oder nur sehr sporadisch. Die manchmal einen vereinbarten Nachfolgetermin absagen. Das ist einerseits gut. Denn es kann ja sein, dass die Beschwerden verschwunden sind oder sich deutlich gebessert haben, dass sie mit dem erreichten Fortschritt gut leben können und kein Behandlungsbedarf mehr besteht. Manchmal kommen sie aber doch wieder, vielleicht nach Monaten, vielleicht sogar nach einem oder zwei Jahren. Dann bin ich gespannt. Dann höre ich oft genug Geschichten aller Art. Es sind Geschichten, bei denen das Wort »eigentlich« das wichtigste Wort ist. »Wissen Sie Herr Doktor, eigentlich wollte ich ja meine Ernährung umstellen, aber meine Frau kocht so gut.« »Eigentlich wollte ich doch 15 Kilo abnehmen, aber dann habe ich doch wieder angefangen, Kuchen und Schokolade zu essen.« »Eigentlich wollte ich regelmäßig Sport machen, aber dann kam der Winter und das Wetter war zu kalt und es hat zu viel geregnet. Ich hatte es fest vor, aber dann ...« Oft kommen auch die Worte »Ich sollte«, »Ich wollte«, »Ich hätte«, »Ich müsste« vor.

Das sind die Sätze, die fast alle mit »eigentlich« beginnen. »Eigentlich« müsste, hätte, sollte, könnte man im Alltag mehr für die Gesundheit tun. Aber irgendwie ist das Ganze anscheinend kompliziert und vertrackt und wann immer konsequent gehandelt werden soll, kommt doch wieder in unerhörter Weise gerade jetzt etwas dazwischen. Da sind die nie enden wollenden Selbstgespräche, die zu Selbstsabotage führen: »Jetzt passt es gerade nicht, morgen auch nicht und nächste Woche habe ich auch schon was vor.« »Jetzt bin ich hier gerade im Stress, da kann ich nicht anders.« »Im Moment habe ich dafür keine Zeit.« Die Suche nach dem Sündenbock ist auch beliebt und wird mit viel Energie betrieben.

»Keine Zeit zu haben« ist aber die häufigste Ausrede.

Mit dieser Begründung lassen sich die meisten verpassten Chancen und Gelegenheiten zurechtbiegen. Dabei gilt für uns alle: Es ist nicht so, dass wir keine Zeit haben, sondern vielmehr so, dass wir anderes als wichtiger erachten. Bequemlichkeit, Vergesslichkeit, Selbstsabotage, täglicher Trott und Gewohnheit verhindern, dass wir unser Leben auf eine neue, höhere Stufe heben können. Der Schlüssel liegt in der Umsetzung. Die Umsetzung muss zum Alltag passen, ohne dass eine Religion daraus wird. Ausnahmen darf es durchaus geben. Keiner von uns ist perfekt. Aber die Richtung sollte stimmen.

Verhaltensänderungen gehen fast immer mit kurzfristiger Unbequemlichkeit einher. Verhaltensänderung bedeutet, Widerstände zu überwinden, manchmal auch den inneren Schweinehund. Aber für den langfristigen Erfolg müssen wir leider erst einmal ein bisschen investieren. Die Falle, in die viele von uns leicht hineintappen, besteht jedoch darin, dass das Nichtstun sich jetzt im Moment ganz gut anfühlt. Wenn wir jetzt nichts tun, fühlen wir uns zunächst kurzfristig ein wenig besser. Der »Stress« der neuen Maßnahme oder Verhaltensänderung ist abgewendet, die Mühe, neue Gewohnheiten einzuüben und vielleicht auf etwas zu verzichten, Sport zu treiben oder die Ernährung umzustellen, all das kostet zunächst mal eine Portion Willenskraft und Energie. Sich bequem zurückzulehnen ist allemal einfacher. Das kurzfristige Wohlfühlen siegt zu oft über die langfristige Befriedigung. ABER: Das dicke Ende kommt ja meist unerbittlich. Mit Nichtstun oder »Verschieberitis« ist noch nichts Großes in dieser Welt entstanden.

Schließlich gibt es noch eine Variante der Selbstsabotage: Paralyse durch Analyse. Auf Englisch hört es sich noch besser an: »Analysis Paralysis.« Also endloses Nachdenken über das Für und Wider eines Plans oder eine Maßnahme. Da wir in einer Gesellschaft leben, die für viele Entscheidungen fast unendlich viele Handlungsalternativen bietet, wird diese Art der Selbstsabotage leider auch häufiger. Da denken wir nun vor uns hin. Tun zwar nichts, das aber mit viel Energie. Das Gehirn zermartert sich in Endlosschleifen über die vielen Optionen, die wir haben und die wir ja – theoretisch – alle ergreifen könnten. Aber nicht alle gleichzeitig. Da warten wir lieber erst mal. Morgen ist ja auch noch ein Tag. Oder übermorgen. Dann haben wir ja wieder Zeit gewonnen, um dieses Spiel weiterzutreiben. »Ich brauche mehr Informationen«, könnte man argumentieren. Das Dumme ist nur: Man könnte immer mehr Informationen brauchen. Ab einer gewissen Stufe macht dieses Mehr an Informationen allerdings die Entscheidung bzw. die Blockade auch nicht leichter. Mehr Informationen verunsichern eher noch mehr und verstärken die Blockade. Nichtstun ist das traurige Resultat. Wir wissen zwar viel, tun aber nichts. Doch ob wir wollen oder nicht, das Leben verlangt von uns, aktiv zu werden. Tun wir das nicht, wird uns das Handeln irgendwann von außen aufgezwungen und Möglichkeiten ziehen vorbei. Sie werden uns genommen durch andere, durch eine sich verschlechternde Gesundheit oder andere Umstände, die wir immer schlechter selbst beeinflussen können. Wir geben das Steuerrad unseres Lebens aus der Hand. Das »bessere Leben«, wie es hätte sein können, das selbstbestimmte Leben, entgleitet uns.

Niemand kennt einen Königsweg zu Gesundheit, Langlebigkeit oder ewigem Glück. Ich selbstverständlich auch nicht. Jeder muss seinen eigenen Lebensweg finden. Das bedeutet aber, dass wir uns immer wieder für einen bestimmten Weg entscheiden und diesen Weg auch gehen. Im Weitergehen tauchen neue Wegstrecken auf, neue Türen öffnen sich, neue Gelegenheiten zeigen sich plötzlich. Als Menschen sind wir nicht gut darin, langfristige Strategien zu verfolgen bzw. die Zähigkeit und Geduld aufzubringen, auch ausbleibende Erfolge lange genug zu tolerieren. Wir wollen das Gewünschte gerne sofort, möglichst ohne Umwege und möglichst bequem und billig. Diese Haltung ist verständlich, sie ist tief in unserer Psyche verankert. Kurzfristige Erfolge sind immer schön, sie haben einen hohen Belohnungswert, Dopamin wird ausgeschüttet, sie geben uns unmittelbar Befriedigung und fühlen sich daher gut an.

Leider funktioniert dieses Prinzip für wichtige und große Ziele in unserem Leben nur schlecht. Das Wiedererlangen der Gesundheit ist ein solch langfristiges und großes Ziel. Manchmal ist es einfach: Da haben wir uns in den Finger geschnitten, es tut weh. Aber ein Pflaster ist schnell zur Hand und in ein paar Tagen ist alles verheilt. Das gilt normalerweise sogar für einen Knochenbruch. Der wird geschient oder vom Chirurgen gerichtet und in ein paar Wochen ist alles verheilt, das Problem gelöst.

Was also tun? Zunächst einmal: Innehalten. Fangen Sie an zu träumen. Fragen Sie sich: Wo sind meine Träume, was wäre ein großartiges oder zumindest ein gutes Ziel, was ein gutes Ergebnis? Es müssen auch nicht immer die großartigen Veränderungen sein. Die erfordern meist ungeheuer viel Arbeit, eine große Frustrationstoleranz und viel Zeit. Große Ziele teilt man in kleinere Zwischenziele auf. Schon kleinere Veränderungen machen Mut, stärken das Selbstbewusstsein und verbessern schnell die Stimmung. Erfolge stellen sich schneller und leichter ein. Dann machen Sie einen Plan. Schritt für Schritt. Einfacher Trick: Denken Sie immer an »80:20«. Was bedeutet das? Dieses Prinzip besagt, dass wir manchmal mit 20 % Aufwand 80 % des Erfolgs erreichen können. Das genügt oft. Es müssen nicht immer 100 % sein. Wenn Sie »eigentlich« drei Mal pro Woche Sport machen wollten, raffen Sie sich zunächst nur ein Mal die Woche auf. Erhöhen können Sie ja jederzeit, wenn Sie merken, wie gut Ihnen das tut. Und schon werden aus dem einen Mal zwei Mal. Wenn Sie »eigentlich« keine Süßigkeiten mehr essen wollten, tun Sie das mal drei Tage. Dann belohnen Sie sich dafür mit einem kleinen Stück Ihrer Lieblingsschokolade. Und Sie werden merken: Auch mit viel weniger kann man zufrieden sein.

Wenn Ihnen das hier vorgestellte Programm zu ehrgeizig und zu ambitioniert vorkommt, nehmen Sie sich nur einen Teil davon vor. Verwirklichen Sie den erst einmal. Das Wichtigste ist, dass Sie überhaupt etwas tun und mit dem endlosen Nachdenken aufhören. Sobald Sie handeln, werden Sie auch Erfolge haben. Kleine Schritte sind ausdrücklich erlaubt. Die sind allemal besser als Nichtstun.

Ich möchte unbedingt, dass Sie mit diesem Buch und den darin vorgestellten Maßnahmen Erfolg haben. Eine Pille einwerfen und alles ist gut, das wird leider nicht funktionieren. Ich gebe zu, es ist ein schöner Traum. Durchaus berechtigt, den darf man haben. Das würde mir auch gefallen. Er zerschellt allerdings meist an der rauen Lebenswirklichkeit. Für die möchte ich Sie zumindest ein bisschen stärken. »Resilienz« wäre das moderne Zauberwort. Damit Ihnen der Weg zu mehr Gesundheit gelingt und Sie durchhalten, wenn der Weg zunächst steinig und mühsam ist und der Wind Ihnen im Moment noch ins Gesicht bläst. Das andere Zauberwort heißt »aktiv werden«. Das »Wie« bestimmen Sie selbst. Sie werden sehen: Sobald Sie anfangen, besteht die Tendenz weiterzumachen. Ich will, dass sich Ihre Gesundheit verbessert und dass Sie einen ganz persönlichen Weg zu mehr Lebensfreude und mehr Glück finden. Viele haben das vor Ihnen geschafft. Sie schaffen das auch! Das wünsche ich Ihnen von ganzem Herzen.

Viel Erfolg!

Literatur

1 Aamodt S et al. Welcome to your Brain. Ein respektloser Führer durch die Welt des Gehirns. München: Deutscher Taschenbuch Verlag; 2010

2 Adami R et al. Reduction of Movement in Neurological Diseases: Effects on Neural Stem Cells Characteristics. Frontiers in Neuroscience 2018; 12: 336, DOI: https://doi.org/10.3389/fnins.2018.00336

3 Akhondzadeh S et al. Saffron in the treatment of patients with mild to moderate Alzheimer's disease: a 16-week, randomized and placebo-controlled trial. Journal of Clinical Pharmacy Therapeutics 2010; 35(5): 581–588

4 Altenmüller E. Vom Neandertal in die Philharmonie: Warum der Mensch ohne Musik nicht leben kann. Berlin: Springer; 2018

5 Andrieu S et al. Effect of long-term omega 3 polyunsaturated fatty acid supplementation with or without multidomain intervention on cognitive function in elderly adults with memory complaints (MAPT): a randomised, placebo-controlled trial. Lancet Neurology 2017

6 Balbag A et al. Playing a Musical Instrument as a Protective Factor against Dementia and Cognitive Impairment: A Population-Based Twin Study. International Journal of Alzheimer's Disease 2014; 2014: Article ID 836748, DOI: 10.1155/2014/836748

7 Barberger-Gateau P et al. Dietary Patterns and Risk of Dementia: The Three City Cohort Study. Neurology 2007; 69(20): 1921–1930

8 Bartsch T, Falkai P. Gedächtnisstörungen. Diagnostik und Rehabilitation. Berlin: Springer; 2013

9 Bialystok E et al. Delaying the onset of Alzheimer disease. Bilingualism as a form of cognitive reserve. Neurology 2010; 75(19): 1726–1729

10 Bock M et al. A Diet Mimicking Fasting Promotes Regeneration and Reduces Autoimmunity and Multiple Sclerosis Symptoms. Cell Reports 2016; 15(10): 2136–2146

11 Bredesen D et al. Reversal of Cognitive Decline: 100 Patients. Journal of Alzheimers Disease & Parkinsonism 2018; 8(5): 450

12 Bredesen D. Die Alzheimer-Revolution. Das erste Programm, um Demenz vorzubeugen und zu heilen. München: Mvg; 2018

13 Brondino N et al. Curcumin as a therapeutic agent in dementia: a mini systematic review of human studies. The Scientific World Journal 2014: 174282, DOI: 10.1155/2014/174282

14 Chandrasekhar J et al. A Prospective, Randomized Double-Blind, Placebo-Controlled Study of Safety and Efficacy of a High-Concentration Full-Spectrum Extract of Ashwagandha Root in Reducing Stress and Anxiety in Adults. Indian Journal of Psychological Medicine 2012; 34(3): 255–262, DOI: 10.4103/0253-7176.106022

15 Chang J et al. Low-dose pterostilbene, but not resveratrol, is a potent neuromodulator in aging and Alzheimer's disease. Neurobiology of Aging 2012; 33(9): 2062–2071

16 Chia-Chen L et al. Apolipoprotein E and Alzheimer disease: risk, mechanisms, and therapy. Nature Reviews Neurology 2013; 9(2): 106–118

17 Choudhary M et al. Cholinesterase inhibiting withanolides from Withania somnifera. Chemical & Pharmaceutical Bulletin 2004; 52(11): 1358–1361

18 De Souza R et al. Intake of saturated and trans unsaturated fatty acids and risk of all cause mortality, cardiovascular disease, and type 2 diabetes: systematic review and meta-analysis of observational studies. BMJ 2015; 351: h3978, DOI:10.1136/bmj.h3978

19 Deutsche Diabetes Gesellschaft (DDG) und diabetesDE – Deutsche Diabetes-Hilfe, Hrsg. Deutscher Gesundheitsbericht Diabetes 2018. Mainz: Kirchheim; 2018

20 Deutsche Gesellschaft für Neurologie. Inhaltsstoff aus Weizenkeimen gegen Demenz? Spermidin verbessert in Pilotstudie das Gedächtnis von Senioren. Mitteilungen der Deutschen Gesellschaft für Neurologie. Scinexx das Wissenschaftsmagazin 21.09.2017. Im Internet: https://www.scinexx.de/news/medizin/inhaltsstoff-aus-weizenkeimen-gegen-demenz/; Stand: 18.06.2019

21 Dumont M et al. Coenzyme Q 10 decreases amyloid pathology and improves behavior in a transgenic mouse model of Alzheimer's disease. Journal of Alzheimer's Disease 2011; 27(1): 211–223

22 Eberth J et al. The Effects of Mindfulness Meditation: A Meta-Analysis. Mindfulness 2012; 3(3): 174–189

23 Eichner J et al. Apolipoprotein E Polymorphism and Cardiovascular Disease: A HuGE Review. American Journal of Epidemiology 2002; 155(6): 487–495

24 Farrell P. A good night's sleep: Advice to take to heart. Irregular or insufficient sleep increases your risk of cardiovascular disease. Harvard Health Letter Sept. 2017. Im Internet: https://www.health.harvard.edu/heart-health/a-good-nights-sleep-advice-to-take-to-heart; Stand: 18.06.2019

25 Fitzmaurice P et al. Nigral glutathione deficiency is not specific for idiopathic Parkinson's disease. Movement Disorders 2003; 18(9): 969–976

26 Goleman D et al. Altered Traits. Science reveals How Meditation Changes Your Mind, Brain, and Body. London: Penguin; 2017

27 Forlenza O. Disease-modifying properties of long-term lithium treatment for amnestic mild cognitive impairment: randomised controlled trial. British Journal of Psychiatry 2011; 198(5): 351–356, DOI: 10.1192/bjp.bp.110.080044

28 Hagai L et al. Temporal trends in sperm count: a systematic review and meta-regression analysis. Human Reproduction Update 2017; 23(6):646–659. DOI:10.1093/humupd/dmx022

29 Hanson R. Das Gehirn eines Buddha. Die angewandte Neurowissenschaft von Glück, Liebe und Weisheit. Freiburg: Arbor; 2016

30 Hänisch B et al. Association of Proton Pump Inhibitors With Risk of Dementia: A Pharmacoepidemiological Claims Data Analysis. JAMA Neurology 2016; 73(4): 410–416, DOI:10.1001/jamaneurol.2015.4791

31 Head D et al. Exercise Engagement as a Moderator of the Effects of APOE Genotype on Amyloid Deposition. Arch Neurol 2012; 69(5): 636–643

32 Heisz J et al. The Effects of Physical Exercise and Cognitive Training on Memory and Neurotrophic Factors. Journal of Cognitive Neuroscience 2017; 29(11): 1895–1907, DOI: 10.1162/jocn_a_01164

33 Hertsgaard M. The inconvenient truth about cancer and mobile phones. The Guardian 14.07.2018. Im Internet: https://www.theguardian.com/technology/2018/jul/14/mobile-phones-cancer-inconvenient-truths. Stand: 18.06.2019

34 Hölzel B et al. Mindfulness practice leads to increases in regional brain gray matter density. Psychiatry Research 2011; 191(1): 36–43

35 Hörder H. Midlife cardiovascular fitness and dementia: A 44-year longitudinal population study in women. Neurology 2018; 90(15): 1298–1305, DOI: 10.1212/WNL.0000000000005290

36 Jafarzadeh A et al. Vitamin D down-regulates the expression of some Th 17 cell-related cytokines, key inflammatory chemokines, and chemokine receptors in experimental autoimmune encephalomyelitis. Nutritional Neurosciencer 2018; 15: 1–13

37 Jain S et al. Neuroprotective effects of Withania somnifera in hippocampal sub-regions of female albino rats. Phytotherapy Research 2001; 15(6): 544–588

38 Jeska A. Lernen über Nacht. Der Schlafforscher Jan Born über Gedächtnistraining im Bett. Die Zeit 2010; 13. Im Internet: https://www.zeit.de/2010/13/M-Jan-Born Interview; Stand 25.3.2010

39 Knudsen N et al. Lithium in Drinking Water and Incidence of Suicide: A Nationwide Individual-Level Cohort Study with 22 Years of Follow-Up. International Journal Environmental Research and Public Health 2017; 14(6): 627

40 Krag W. Power Aging: Länger leben, später altern, jetzt handeln. München: Mvg; 2005

41 Kreutz G. Warum Singen glücklich macht. Gießen: Psychosozial-Verlag; 2014

42 Kuklinski B. Mitochondrien: Symptome, Diagnose und Therapie. Braunschweig: Aurum; 2015

43 Lee S et al. Sulforaphane Upregulates the Heat Shock Protein Co-Chaperone CHIP and Clears Amyloid-β and Tau in a Mouse Model of Alzheimer's Disease. Molecular Nutrition and Food Research 2018; 62(12): e1800240, DOI: 10.1002/mnfr.201800240

44 Lehtimäki T. Cholesterol-rich Diet Induced Changes in Plasma Lipids in Relation to Apolipoprotein E Phenotype in Healthy Students. Annals of Medicine 1992; 24(1): 61–66

45 Liu P et al. Altered arginine metabolism in the Alzheimer's hippocampus. Alzheimer's & Dementia 2013; 9(4), Suppl: 346, DOI: https://doi.org/10.1016/j.jalz.2013.05.644

46 Longo V. The Longevity Diet. Discover the New Science to Slow Ageing, Fight Disease and Manage Your Weight. London: Penguin Books; 2018

47 Lopez LB et al. High dietary and plasma levels of the omega-3 fatty acid docosahexaenoic acid are associated with decreased dementia risk: The Rancho Bernardo study. Journal of Nutrition Health and Aging 2011; 15(1): 25–31.

48 Lourenco M et al. Exercise-linked FNDC 5/Irisin rescues synaptic plasticity and memory defects in Alzheimer's models. Nature Medicine 2019; 25(1): 165–175

49 Luccarini I. Oleuropein aglycone counteracts Aβ42 toxicity in the rat brain. Neuroscience Letters 2014; 558: 67–72

50 Luders E et al. The underlying anatomical correlates of long-term meditation: Larger hippocampal and frontal volumes of gray matter. Neuroimage 2009; 45(3): 672–678

51 Ma QL et. al. Omega-3 Fatty Acid Docosahexaenoic Acid Increases SorLA/LR11, a Sorting Protein with Reduced Expression in Sporadic Alzheimer's Disease (AD): Relevance to AD Prevention. Journal of Neuroscience 2007; 27(52): 14299–14307

52 Maedler K et al. Distinct effects of saturated and monounsaturated fatty acids on beta-cell turnover and function. Diabetes 2001; 50(1): 69–76

53 Maguire E et al. London taxi drivers and bus drivers: a structural MRI and neuropsychological analysis. Hippocampus 2006; 16(12): 1091–1101

54 Maier L. Extensive impact of non-antibiotic drugs on human gut bacteria. Nature March 2018; 555(7698); 623–628

55 Matthew C et al. Low-fat versus ketogenic diet in Parkinson's disease: A pilot randomized controlled trial. Movement Disorders Aug 2018; 33(8): 1306–1314

56 Mattson M. Intermittent metabolic switching, neuroplasticity and brain health. Nature Reviews Neuroscience Jan 11, 2018

57 Mosconi L. Saving the Brain with Food. Psychology Today April 2018

58 Mukhopadhyay C et al. Role of Curcumin in Treatment of Alzheimer Disease. International Journal of Neurorehabilitation 2017; 4(3): 1000274, DOI: 10.4172/2376-0281.1000274

59 Munger K et al. Vitamin D intake and incidence of multiple sclerosis. Neurology 2004; 62(1): 60–65

60 Nakano M et al. Effects of Oral Supplementation with Pyrroloquinoline Quinone on Stress, Fatigue, and Sleep. Functional Foods in Health and Disease 2012; 2(8): 307–324

61 Nouchi R et al. Brain Training Game Boosts Executive Functions, Working Memory and Processing Speed in the Young Adults: A Randomized Controlled Trial. Plos One 2012; 7(1): e29676, DOI: 10.1371/journal.pone.0029676; EPUB: 2012 Jan 11

62 Obeid R. Aktuelle Bewertung von Homocystein als Risikofaktor für Demenz. Ernährung & Medizin 2018; 33(01): 13–19, DOI: 10.1055/s-0044-101058

63 Pahnke J. Sideritis spp. Extracts Enhance Memory and Learning in Alzheimer's β-Amyloidosis Mouse Models and Aged C 57 Bl/6 Mice. Journal of Alzheimers Disease 2016; 53(3): 967–980, DOI: 10.3233/JAD-160301

64 Pariente A. The Benzodiazepine – Dementia Disorders Link: Current State of Knowledge. CNS Drugs 2016; 30(1): 1–7, DOI: 10.1007/s40263-015-0305-4

65 Perlmutter D. Grain Brain: The Surprising Truth about Wheat, Carbs, and Sugar – Your Brain's Silent Killers. Boston: Little Brown and Company; 2013

66 Perlmutter D. Brainmaker: The Power of Gut Microbes to Heal and Protect Your Brain – for Life. Boston: Little Brown and Company; 2015

67 Philipps M. Low-fat versus ketogenic diet in Parkinson's disease: A pilot randomized controlled trial. Movement Disorders 2018; 33(8): 1306–1314, DOI: https://doi.org/10.1002/mds.27390

68 Raguraman V, Subramaniam J. Withania somnifera Root Extract Enhances Telomerase Activity in the Human HeLa Cell Line. Advances in Bioscience and Biotechnology 2016; 7(4), DOI: 10.4236/abb.2016.74018

69 Rauscher FH et al. Music and spatial task performance. Nature 1993; 365 (6447): 611

70 Ren H et al. Omega-3 polyunsaturated fatty acids promote amyloid-β clearance from the brain through mediating the function of the glymphatic system. Faseb Journal 2017; 31(1): 282–293

71 Sachs O. Der einarmige Bandit. Hamburg: Rowohlt; 2009

72 Scheperjans F et al. The Gut and Parkinson's Disease: Hype or Hope? Journal of Parkinson's Disesease 2018; 8(s1): S 31–S 39

73 Schmiedel V. Omega 3, Öl des Lebens für mehr Gesundheit. Kandern: Narayana; 2018

74 Schulz J et al. Coenzym-Q 10 and Nicotinamide and free radical spin trap protect against MPTP neurotoxicity. Experimental Neurology 1995; 132: 279–283

75 Sehgal Neha et al. Withania somnifera reverses Alzheimer's disease pathology by enhancing low-density lipoprotein receptor-related protein in the liver. Proceedings of the National Academy of Science USA 2012; 109(9): 3510–3515

76 Shi C et al. Ginkgo biloba extract in Alzheimer's disease: from action mechanisms to medical practice. International Journal of Molecular Science 2010; 11(1): 107–123

77 Shreesh K et al. Withania somnifera Dunal (Ashwagandha), a promising remedy for cardiovascular diseases. World Journal of Medical Sciences 2009; 4(2): 156–158

78 Simao F et al. Resveratrol prevents CA1 neurons against ischemic injury by parallel modulation of both GSK-3β and CREB through PI3-K/Akt pathways. European Journal of Neuroscience 2012; 36(7): 2899–2905

79 Small G et al. Memory and Brain Amyloid and Tau Effects of a Bioavailable Form of Curcumin in Non-Demented Adults: A Double-Blind, Placebo-Controlled 18-Month Trial. American Journal of Geriatric Psychiatry 2018; 26(3): 266–277, DOI: 10.1016/j.jagp.2017.10.010

80 Spitzer M. Digitale Demenz: Wie wir uns und unsere Kinder um den Verstand bringen. München: Droemer-Knaur; 2012

81 Spitzer M. Cyberkrank! Wie das digitalisierte Leben unsere Gesundheit ruiniert. München: Droemer-Knaur; 2012

82 Sprecher K. Poor sleep is associated with CSF biomarkers of amyloid pathology in cognitively normal adults. Neurology 2017; 89(5): 445–453

83 Stekovic S. Der Jungzelleneffekt. Berlin: Aufbau Verlag; 2018

84 Tanzi R. Amyloid beta protein protects brain from herpes infection by binding to, entrapping viral particles. News Release. Massachusetts General Hospital; July 5; 2018

85 Theendakara et al. Direct Transcriptional Effects of Apolipoprotein-E. Journal of Neuroscience 2016; 36(3): 685–700

86 Tohda C et al. Dendrite extension by methanol extract of Ashwagandha (roots of Withania somnifera) in SK-N-SH cells. Neuro Report 2000; 11: 1981–1985

87 Vareed S et al. Blood-brain barrier permeability of bioactive withanamides present in Withania somnifera fruit extract. Phytotherapy Research 2014; 28(8): 1260–1264, DOI: 10.1002/ptr.5118; EPUB 2014 Jan 23

88 Vogel et al. Effects of S-acetylglutathione in cell and animal model of herpes simplex virus type 1 infection. Medical Microbiology and Immunology 2005; 194(1–2): 55–59

89 Vogt M et al. Nature, Gut microbiome alterations in Alzheimer's disease. Science Report 2017; 7(1): 13537, DOI: 10.1038/s41598-017-13601-y

90 Wagstaff L et al. Statin-associated memory loss: analysis of 60 case reports and review of the literature. Pharmacotherapy 2003; 23(7): 871–80

91 Wallace D. A mitochondrial paradigm of metabolic and degenerative diseases, aging, and cancer. A dawn for evolutionary medicine. Annual Review of Genetics 2005; 39: 359–407

92 Wanker E et al. Epigallocatechin gallate (EGCG) reduces the intensity of pancreatic amyloid fibrils in human islet amyloid polypeptide (hIAPP) transgenic mice. Scientific Reports 2018; 8: 1116

93 Wurtman R. Synapse formation and cognitive brain development: effect of docosahexaenoic acid and other dietary constituents. Metabolism 2008; 57: 6–10

94 Zainuddin M and Thuret S. Nutrition, adult hippocampal neurogenesis and mental health. British Medical Bulletin 2012; 103(1): 89–114

95 Zamroziewicz M et al. Anterior cingulate cortex mediates the relationship between Omega-3 PUFAs and executive functions in APOE e4 carriers. Frontiers in Aging Neuroscience 2015; 7: 87, DOI: 10.3389/fnagi.2015.00087

96 Zandi P et al. Reduced risk of Alzheimer disease in users of antioxidant vitamin supplements: the Cache County Study. Archives of Neurology 2004; 61(1), 82–88

97 Zhang L et al. Reduced plasma taurine level in Parkinson's disease: association with motor severity and levodopa treatment. International Journal of Neuroscience 2016; 126(7): 630–636, DOI: 10.3109/00207454.2015.1051046

98 Zhao J et al. Withanolide derivatives from the roots of Withania somnifera and their neurite outgrowth activities. Chemical & Pharmaceutical Bulletin 2002; 50(6): 760–765

99 Zimmermann S. Das Gehirn gesund schwitzen. Gehirn und Geist 2017; 3: 59

Sachverzeichnis

P

R

S

T

U

V

W

Y

Z